Klaus Heid

Wohlfühl-Darm

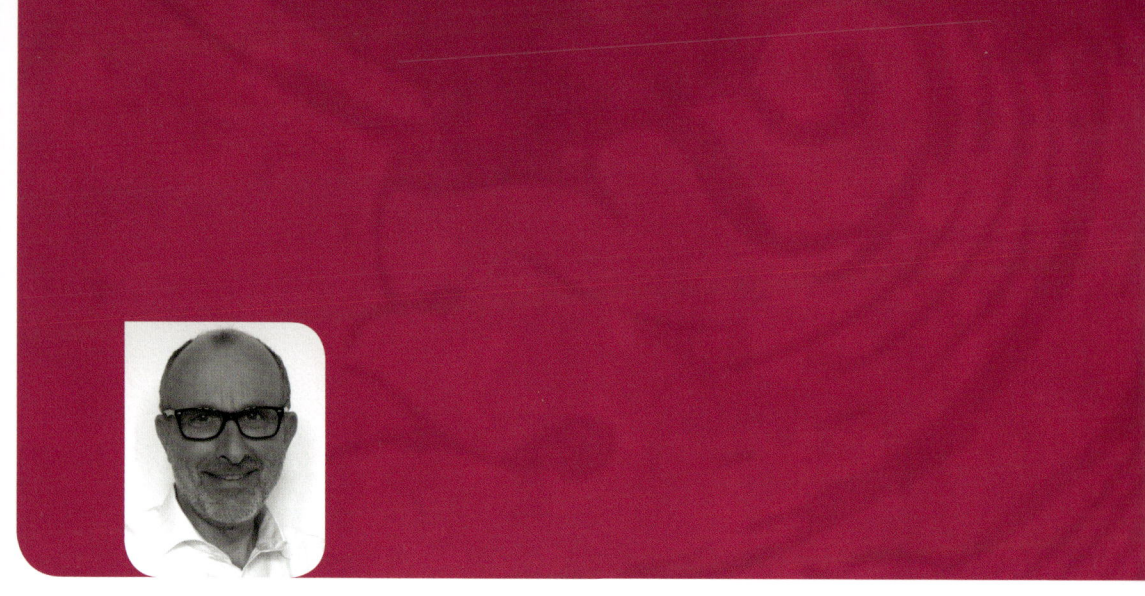

Klaus Heid ist Arzt und lebt mit seiner Frau Ute in Karlsruhe. Er ist naturheilkundlich orientiert mit dem Schwerpunkt F. X. Mayr-Medizin und arbeitet im Zentrum für integrative Medizin – Privatpraxis Dr. König & Kollegen in Karlsruhe und Baden-Baden. Er isst nicht nur mit Genuss, sondern kocht auch gerne und hat die Rezepte einiger seiner Lieblingsgerichte für dieses Buch zusammengestellt.

DANK

Meiner Frau Ute gebührt mein besonderer Dank, weil es ohne sie dieses Buch nicht gäbe. Sie gab mir den entscheidenden Impuls, um meinen Bauch zu kurieren: Wir machten gemeinsam eine F. X. Mayr-Kur. Danach war mir klar: F. X. Mayr-Medizin möchte ich praktizieren, meine Erfahrungen weitergeben. Für die äußerst kompetente Aus- und Weiterbildung danke ich den Kollegen der Internationalen Gesellschaft der Mayr-Ärzte. Meinen Kollegen Harry F. König, Karin Schweizer, Ute Wallus, Ulf Pietzcker, Wladimir Mor und Katarina Belinova sowie den Teams unserer Praxen in Karlsruhe und Baden-Baden danke ich für ihre empathische Kollegialität und ihre exzellente Arbeit mit Engagement und Kompetenz. Ich lerne jeden Tag von und mit euch. Meiner Frau Ute, Inga Haubold, Markus Schwind und Harry F. König danke ich für ihre sehr hilfreichen Hinweise nach der ersten Lektüre des Manuskripts, Maike Beth für ihre Yoga-Tipps. Uta Spieldiener danke ich, dass Sie mir das Projekt anvertraut und es in bester Gemeinsamkeit realisiert hat. Herzlichen Dank auch an das gesamte Verlagsteam. Schließlich danke ich meinen Patienten für ihr Vertrauen. Die gemeinsamen therapeutischen Erfahrungen sind die Grundlage für dieses Buch.

Klaus Heid

Wohlfühl-Darm

Das 2-Wochen-Programm zum Entlasten und Aufbauen

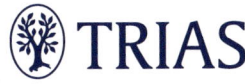

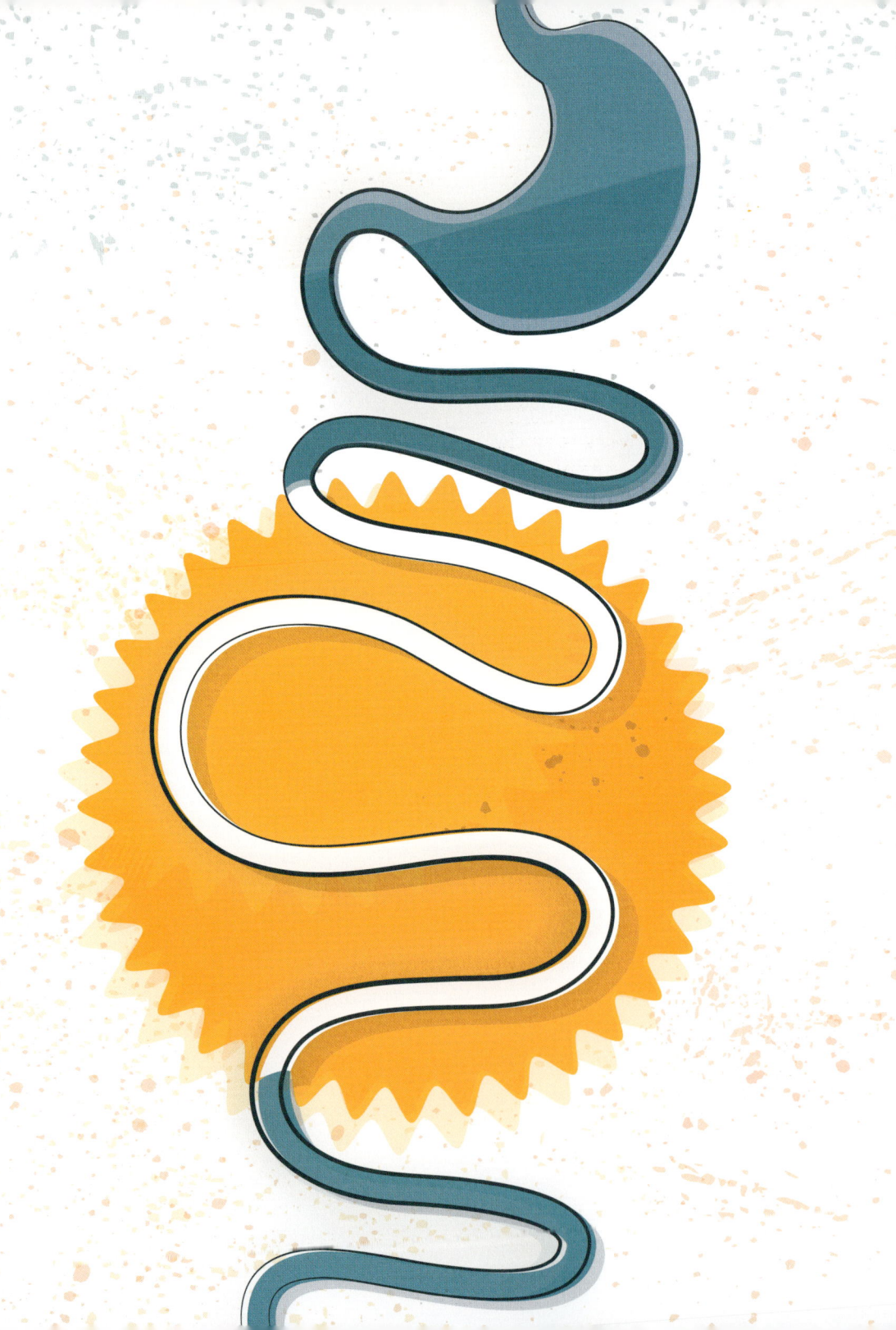

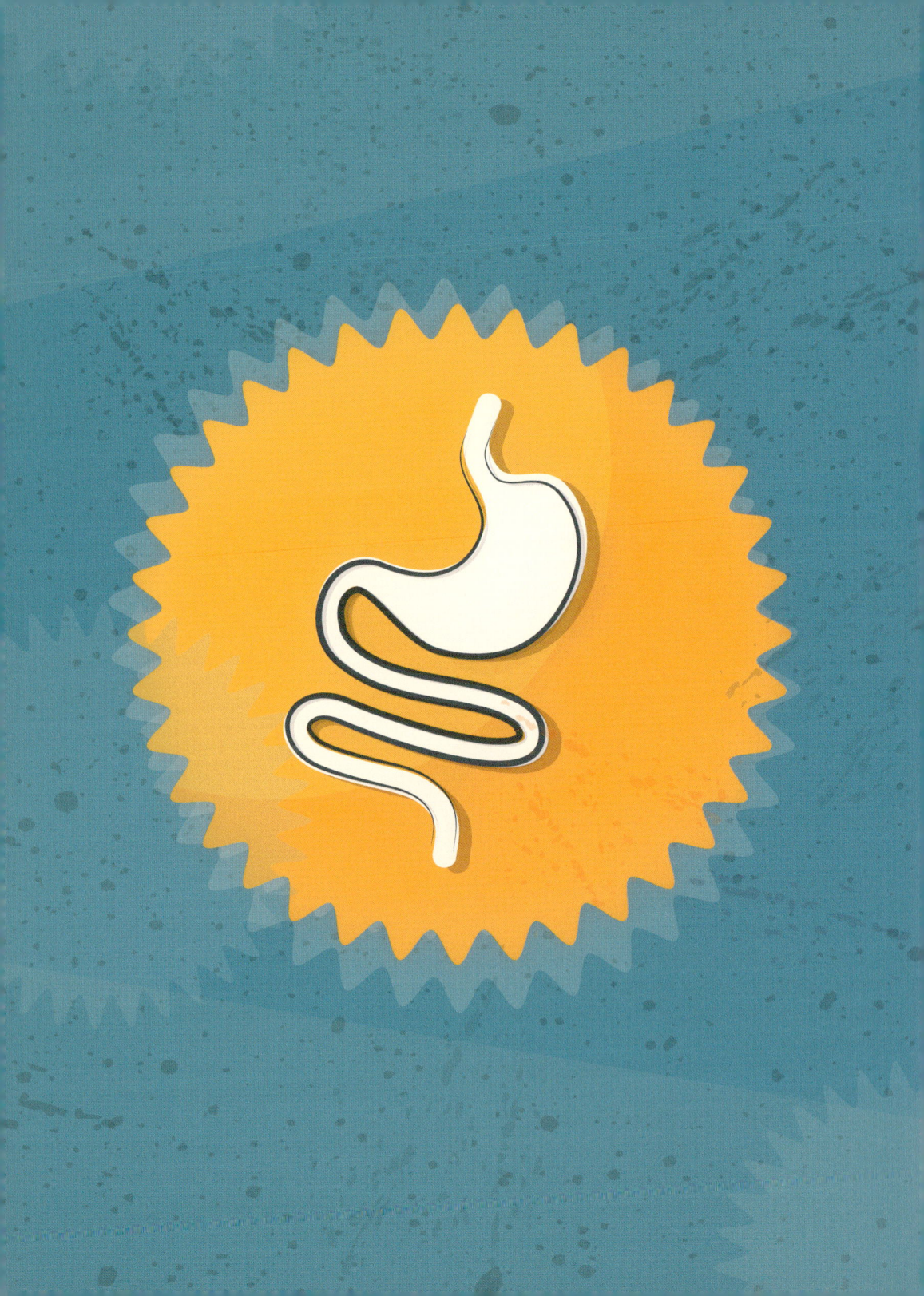

VORWORT

„Werde, der du bist." (Friedrich Nietzsche)

Was ist Glück? Ein sehr individuelles Gefühl. Das Glückshormon Serotonin jedenfalls wird zu 95 Prozent im Darm produziert – wenn er gesund ist. Wenn das kein sehr guter Grund ist, den Darm zu pflegen!

Was stresst unseren Darm? Wir essen zu viel, zu oft, zu spät, zu schnell, zu schwer und zu sauer. Diese Erkenntnis hatte der österreichische Arzt Franz Xaver Mayr (1875–1965) schon vor über 100 Jahren. Er entwickelte die F. X. Mayr-Kur, die inzwischen modifiziert und modernisiert wurde und immer weitere Verbreitung findet. Sie ist so erfolgreich, weil sie ein praktisches Training für eine alltagstaugliche Esskultur ist, die dem Darm guttut – und damit dem ganzen Menschen. Damit Sie gesund werden und gesund bleiben.

Das Buch ersetzt keine F. X. Mayr-Kur unter ärztlicher Begleitung. Es ist ein praktischer Leitfaden für eine genussvolle Esskultur im Alltag. Freuen Sie sich auf Wissenswertes über den Darm, auf aktuelle Informationen und praktische Tipps zur Ernährung und auf eine Wohlfühl-Kur, die Ihren Darm verwöhnt. Freuen Sie sich auf ein entspannendes Buch für einen entspannten Bauch.

Wann hat das Buch seinen Zweck erfüllt? Wenn nach der Lektüre zu viel, zu oft, zu spät, zu schnell, zu schwer und zu sauer essen für Sie keine unlösbaren Probleme mehr sind. Wenn Sie wissen, was zu tun ist, damit der Bauch nicht mehr drückt. Wenn Sie – wie meine Patienten – sagen können: Ich fühle mich leichter, wacher und fitter.

Viel Spaß beim Lesen und guten Appetit wünscht Ihnen
Klaus Heid

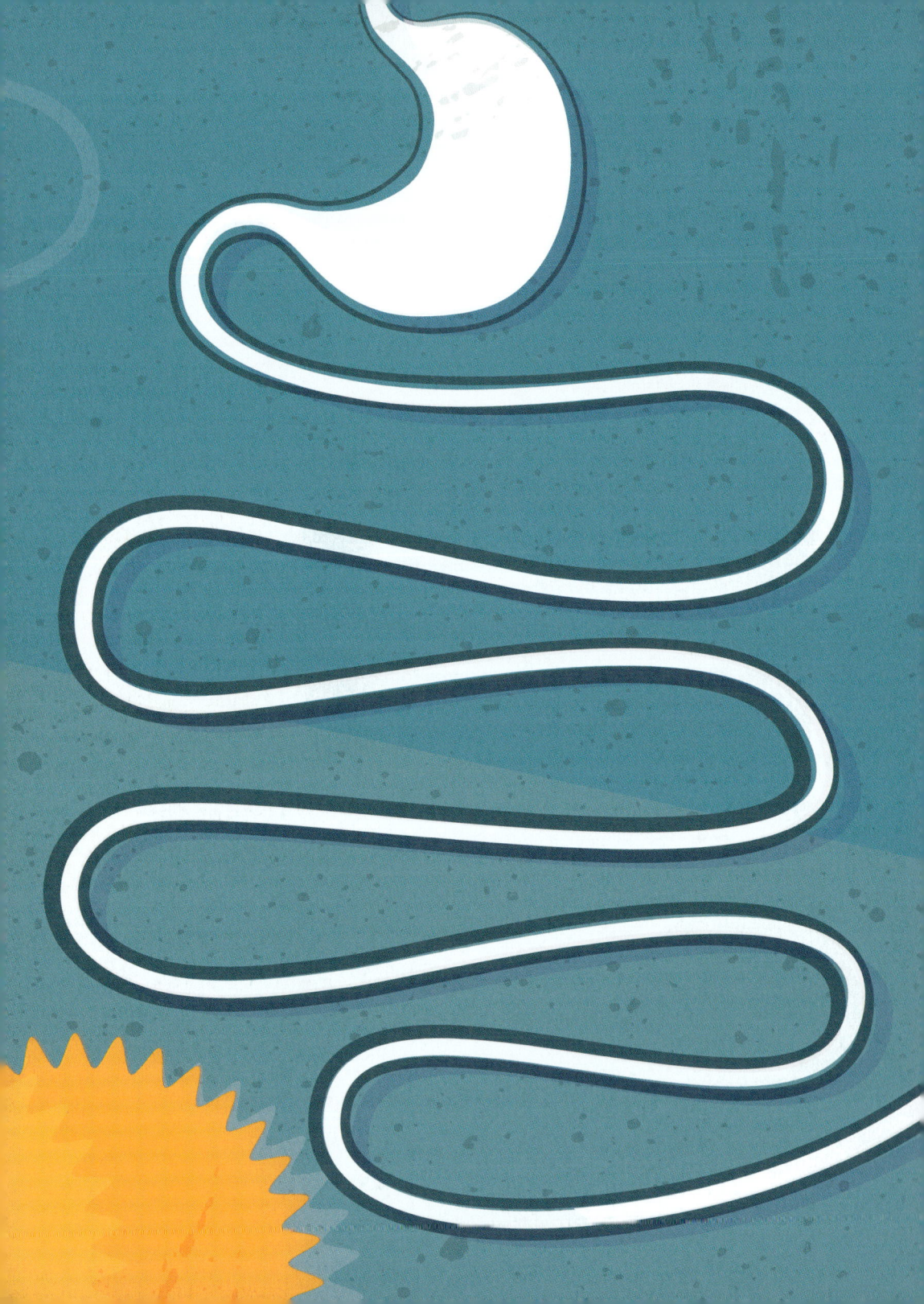

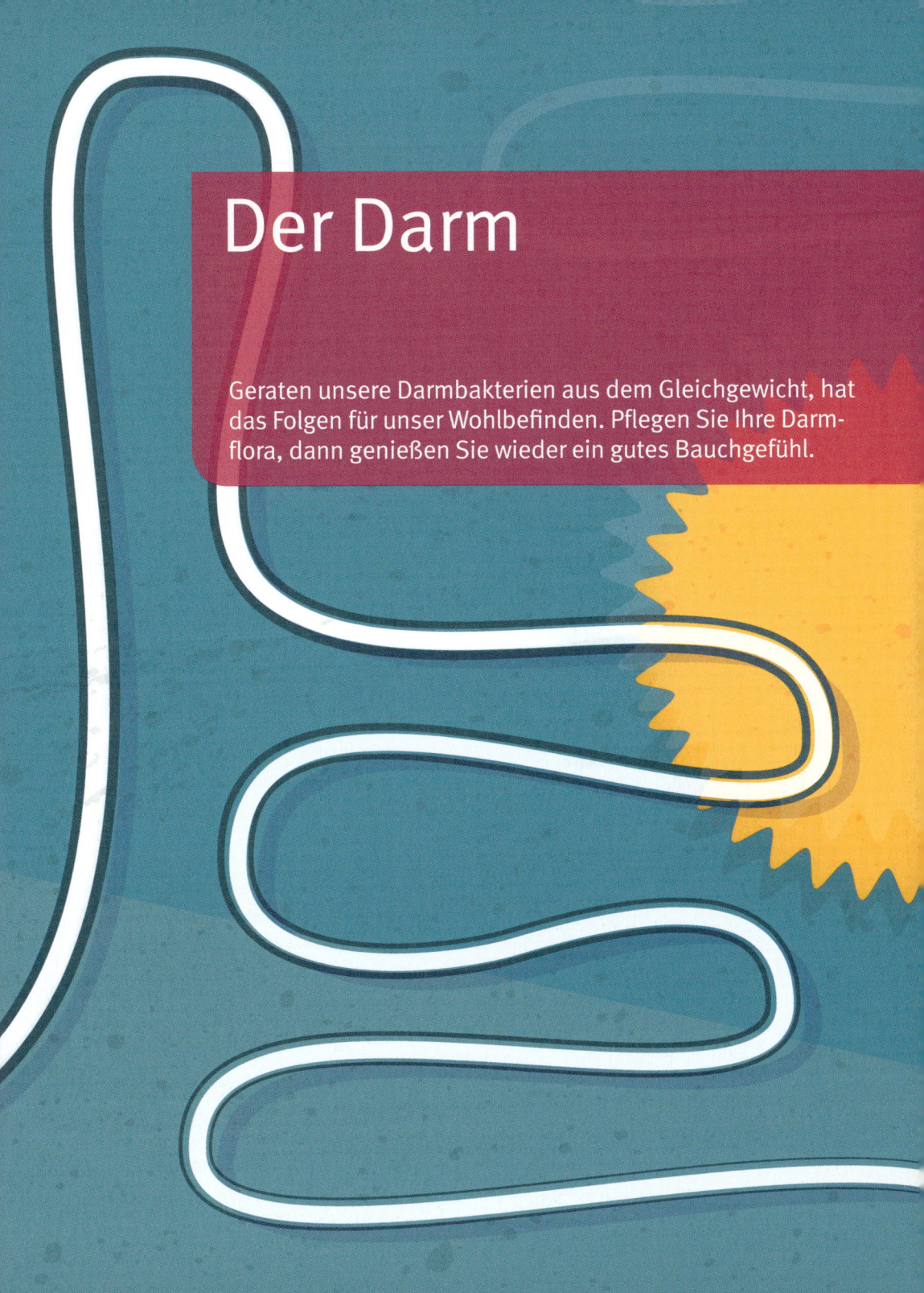

Der Darm

Geraten unsere Darmbakterien aus dem Gleichgewicht, hat das Folgen für unser Wohlbefinden. Pflegen Sie Ihre Darmflora, dann genießen Sie wieder ein gutes Bauchgefühl.

Das Darmhirn

Was hat das Küssen mit dem Darm zu tun? Nicht nur Essen und Verdauen beginnen im Mund, sondern auch die Pflege der Darmflora. Dabei ist der Kuss wichtig.

Der Begriff Darmflora umfasst eigentlich alle Mikroorganismen wie Bakterien, Pilze und Parasiten, die sich im Darm und auf den Schleimhäuten des Verdauungstraktes tummeln. Wir benutzen „Darmflora" der Einfachheit halber aber nur für die Darmbakterien. Denn die sind in den letzten Jahren verstärkt in den Mittelpunkt der medizinischen Forschung gerückt – mit aufregenden Ergebnissen.

Mehr küssen – weniger putzen

Die Zahl der Darmbakterien wird auf 40 bis 100 Billionen geschätzt – im Darm nur eines Menschen! Die Mikroben sind damit zahlenmäßig den Körperzellen deutlich überlegen: Eine 70 Kilogramm schwere Person besteht „nur" aus etwa 30 Billionen Zellen. Jeder von uns ist

eine wandelnde Bakterienkolonie. Seien Sie also nett zu diesen ziemlich besten Freunden, die Sie durchs Leben begleiten. Die bringen auch Gewicht auf die Waage, ein bis zwei Kilogramm können Sie zugunsten der Darmflora von Ihrem Körpergewicht abziehen (Brauchen wir nicht alle ab und zu einen ganz, ganz kleinen Selbstbetrug?).

Die Zusammensetzung der Darmflora wird davon bestimmt, was Sie essen und wie Sie essen. Die Auswahl der Nahrungsmittel und der Essrhythmus sind die beiden Schlüssel für eine gesunde Darmflora. Sie hilft uns bei der Verdauung der Nahrung, bei der Ausscheidung von Schadstoffen, bei der Produktion von Vitaminen und Hormonen, bei der Infektabwehr. Und beim Thema Infektabwehr landen wir beim Küssen.

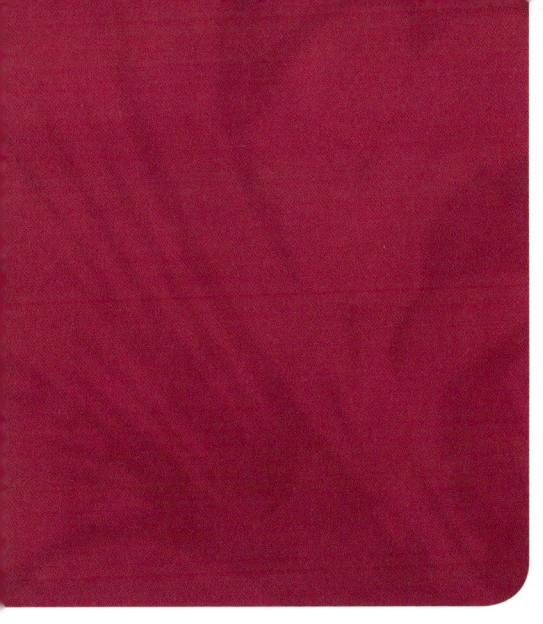

trainiert das Immunsystem. Versuche mit keimfrei aufgezogenen Mäusen haben gezeigt, dass diese häufiger an chronisch-entzündlichen Darmerkrankungen und allergischem Asthma leiden, weil sie im Gegensatz zu ihren in normaler Umgebung aufgezogenen Artgenossen ein defektes Immunsystem entwickeln. Zwei wichtige Tipps können wir also schon einmal festhalten: mehr küssen und nicht mehr mit Putzmittel putzen, die ein keimfreies Zuhause versprechen.

Von der Mutter zum Kind

Was wir essen und wie wir essen beeinflusst die Zusammensetzung unserer Darmflora. Die Besiedlung des Darms beginnt gleich bei der Geburt, schon vor der ersten kulinarischen Erfahrung mit dem ersten Schluck Muttermilch. Bei einer natürlichen Geburt kommen die Kinder mit der Flora aus dem mütterlichen Verdauungstrakt in Kontakt und nehmen sie über den Mund auf, mit Escherichia-coli-Bakterien und Enterobakterien. Das ist der perfekte Beginn der Darmbesiedlung. Bei Kindern, die per Kaiserschnitt zur Welt kommen, kann man dagegen zunächst eine Darmflora nachweisen, die mehr der Hautbesiedlung der Mutter ähnelt. Kein günstiger Start für den Minidarm. Mit dem ersten Schluck aus der Mutterbrust geht's dann aber richtig los. Bifidobakterien und Laktobazillen (Milchsäurebakterien) sind die ersten „guten" Bakterien, die sich mit der Muttermilch im Darm breitmachen.

Bei einem zehn Sekunden dauernden Zungenkuss sollen rund 80 Millionen Bakterien von Mund zu Mund übertragen werden. Niemand kann die Bakterien bei ihrer Wanderung zählen; es ist wieder eine Schätzung, die sagen will: Es sind sehr, sehr viele. Diesen Kontakt mit fremden Bakterien brauchen wir, um unser Immunsystem zu trainieren.

Kinder, die auf Bauernhöfen aufgewachsen sind, erkranken deutlich seltener an Allergien als Kinder, die in großstädtischen Wohnungen groß werden, in denen viel zu viel mit Putzmitteln hantiert wird, die mit antibakterieller Sauberkeit werben. Keimfreiheit macht Kinder krank. Deshalb probieren sie in einem gewissen Alter auf dem Spielplatz auch so gerne „Sandkuchen", weil sie instinktiv wissen, dass das der Entwicklung von Darmflora und Immunsystem guttut. Schmutz

Diese Bakterienstämme produzieren Milchsäure, der pH-Wert des Darms wird saurer, krank machende Keime haben keine Chance, sich anzusiedeln. Gleichzeitig bietet die Muttermilch spezielle Komplexzucker an, die nur für diese sehr erwünschten Darmbewohner verdaulich sind, und sie vermehren sich mit diesem Futter rasend. Eine fantastische Symbiose zwischen Mutter und Kind!

Funktionen der Darmflora

Wir sollten uns mit unserer Darmflora gut vertragen. Wie wichtig ihre Pflege ist, verdeutlichen die verschiedenen Funktionen, die sie übernimmt. Vor allem sorgt sie für ein intaktes Immunsystem. Sind Sie häufig erkältet? Reagieren Sie allergisch? Wurde eine Autoimmunerkrankung diagnostiziert? Ursächlich ist die fehlende Balance der Darmmikroben, auch Dysbakterie oder Dysbiose genannt.

Energielieferant
Die Darmflora hilft uns bei der Verdauung von Nahrungsbestandteilen und versorgt uns mit B-, H- und K-Vitaminen. Aus sogenannten präbiotischen Kohlenhydraten, die vor allem in pflanzlicher Kost zu finden sind, bilden Darmbakterien kurzkettige Fettsäuren wie Buttersäure (Butyrat), die den pH-Wert ansäuert, was Salmonellen und andere Krankheitserreger in Schach hält. Buttersäure regt darüber hinaus die Darmbewegung

(Peristaltik) an. Das ist das Geheimnis, warum Gemüse für eine gute Verdauung und regelmäßigen Stuhlgang sorgt, während zu viel Fleisch zu Verstopfung und hartem Stuhl führt. Wer unter Hämorrhoiden leidet, kennt das Leid und ist gut beraten, den Gemüseanteil auf dem Speiseplan deutlich hochzufahren.

Buttersäure ist aber vor allem die entscheidende Energiequelle für die Darmzellen und die brauchen eine Menge davon. Die Zellen der Darmschleimhaut machen einen anstrengenden Job und werden schon nach etwa drei bis fünf Tagen durch neue ersetzt. Damit haben sie eine recht kurze Lebensdauer. Zum Vergleich: Hautzellen erneuern sich im Durchschnitt alle 28 Tage, Erythrozyten, die roten Blutkörperchen, erreichen ein Alter von 120 Tagen.

Mit den guten Taten unserer Darmbewohner sind wir noch nicht am Ende. Die Darmflora beeinflusst unser Körpergewicht, hilft beim Abbau von Giftstoffen, die wir mit Essen und Trinken aufnehmen, und verbessert unsere Leistungsfähigkeit. Ein gesunder Darm ist die Wurzel für einen gesunden Menschen, das erkannte der österreichische Arzt Franz Xaver Mayr (1875–1965) schon vor über 100 Jahren. Erschöpfung, Konzentrationsstörungen, depressive Verstimmungen und Schlafstörungen weisen darauf hin, dass die Darmflora durcheinandergeraten ist. Höchste Zeit, alles dafür zu tun, damit sie wieder ins Gleichgewicht kommt.

Einfluss auf das Immunsystem

Es gibt im Grunde keine chronische Erkrankung, vor allem keine chronisch-entzündliche Erkrankung, bei der die Darmflora intakt ist. Spannende Forschungsergebnisse deuten darauf hin, dass eine kranke Darmflora über die Darmschleimhaut Immunzellen so beeinflussen kann, dass Entzündungsreaktionen in einer ganz anderen Körperregion ausgelöst werden und dort zu chronischen Krankheiten führen können. Könnten Darmbakterien damit auch als Frühwarnsystem für chronische Erkrankungen dienen? Forscher arbeiten tatsächlich an Analyseverfahren, mit denen aus der Zusammensetzung der Darmflora auf den Ausbruch chronischer Erkrankungen geschlossen werden kann.

Wahre Glücksgefühle

Eines der bekanntesten Hormone ist das Glückshormon Serotonin, das als Botenstoff im Nervensystem wirkt. Serotonin wird zu 95% im Darm aus L-Tryptophan produziert, eine essenzielle Aminosäure, die vom Körper nicht selbst hergestellt werden kann. Nur Pflanzen und Mikroorganismen wie unsere Darmbakterien können L-Tryptophan erzeugen. Als Medikament wird es bei Schlafstörungen und depressiven Verstimmungen verordnet. Die Darmzellen bauen daraus Serotonin,

Erkrankungen und Beschwerden, bei denen eine gestörte Darmflora nachgewiesen werden kann

Allergien, Autoimmunerkrankungen (z. B. Hashimoto-Thyreoiditis, Lupus erythematodes, Multiple Sklerose), Depression (Burnout – Boreout), Diabetes mellitus, chronische Entzündungen (z. B. im Verdauungstrakt: Colitis ulcerosa, chronische Gastritis, Morbus Crohn), Erschöpfung (Fatigue), Hauterkrankungen, Herz-Kreislauf-Erkrankungen, Histamin-Intoleranz, hormonelle Störungen (Zyklusstörungen), Hypertonie, Infektanfälligkeit, Kohlenhydrat-Intoleranzen (Fruktose, Laktose, Sorbit), Kopfschmerzen (Migräne), Krebserkrankungen, Magen-Darm-Beschwerden (Blähungen, Obstipation, Refluxkrankheit, Reizdarm, Sodbrennen), Metabolisches Syndrom (Fettleibigkeit, Bluthochdruck, erhöhte Blutfette, erhöhter Blutzucker), Nahrungsmittelunverträglichkeiten, Nervosität, psychosomatische Erkrankungen, rheumatische Erkrankungen, Roemheld-Syndrom (Herzbeschwerden durch Blähungen im Magen-Darm-Trakt), chronische Rückenbeschwerden, stressbedingte Erkrankungen, Schlafstörungen, Stoffwechselstörungen (Gicht), Über- und Untergewicht, Übersäuerung das die Muskelzellen des Darms aktiviert und ihn in Schwung bringt: Ein glücklicher Darm kennt keine Verstopfung. Aus Serotonin wiederum wird Melatonin, das Schlafhormon, gebildet. Deshalb hängen Glück, ein gesunder Schlaf und eine gesunde Darmflora so eng zusammen.

Ein gutes Bauchgefühl

Eine gesunde Darmflora fördert unsere Gedächtnisleistung bis ins hohe Alter. Millionen von Nervenzellen in der Darmschleimhaut stehen mit den Bakterien und ihren Stoffwechselprodukten in Kontakt. Die Darmbakterien kooperieren mit dem ENS, dem Enterischen Nervensystem (enteron: altgriech. Darm), das den gesamten Verdauungstrakt durchzieht und autonom arbeitet. Hier fallen unsere „Bauchentscheidungen". Es verwundert also nicht, dass der Darm inzwischen auch als „Darmhirn" bezeichnet und mit dem Hirn im Kopf als gleichwertig betrachtet wird. Auch „Bauchhirn" oder „Bauchintelligenz" kursieren als neue Begriffe, die das gute alte Bauchgefühl bestätigen, auf das wir uns ruhig wieder mehr verlassen sollten. „Das Gehirn denkt, wie der Magen verdaut", der Zusammenhang von gutem Essen und klugen Gedanken war schon dem Philosophen Arthur Schopenhauer (1788–1860) klar. Heute können wir ergänzen: Während das Kopfhirn der Sitz unseres Intellektes ist, sitzt im Bauch unsere emotionale Intelligenz. Was wir im übertragenen Sinn in uns hineinfressen und nicht verdauen können, bleibt dort im emotionalen Bauchdepot gespeichert, ganz bildhaft als Bauchfett oder als chronische Irritation des ENS. Wir sind es zwar immer noch gewohnt, den Kopf als unsere Zentrale zu betrachten, aber wir sollten anfangen umzudenken in Richtung unseres Darms und seiner Bewohner. Oder ist keiner von beiden „die Zentrale"? Sind Kopf und Bauch nur gemeinsam stark? Genau so ist es. Stress und psychische Belastung beeinflussen den Darm – und der Darm beeinflusst unsere psychische Gesundheit. Darauf weisen Versuche mit Mäusen hin, deren Verhalten durch das gezielte Zufüttern unterschiedlicher Darmbakterienstämme moduliert werden konnte: Mal wurden sie lebhaft, mal depressiv.

Diagnose Reizdarm

War Ihnen vor Aufregung schon einmal übel? Hatten Sie schon einmal Schiss? Waren Sie richtig sauer und haben Sie das im Bauch gespürt? Reaktionen, die jeder kennt und von denen auch jeder weiß, dass sie vorbeigehen, werden beim Reizdarm zur permanenten Qual. Der Reizdarm ist eine immer häufiger auftretende Erkrankung und zeigt die Verknüpfung von körperlichen und psychischen Symptomen beispielhaft. Etwa 30 Prozent der Bevölkerung leiden an unklaren Bauchbeschwerden, bei 50 Prozent dieser Patienten wird die Diagnose „Reizdarm" gestellt, das sind pro Jahr drei Millionen

Menschen in Deutschland. Worunter leiden Menschen mit Reizdarm? Blähungen, Verstopfung im Wechsel mit Durchfall, krampfartige Bauchschmerzen, Übelkeit, Appetitlosigkeit – so weit die körperlichen Bauchbeschwerden, die nicht sehr spezifisch sind und zu einer ausufernden Diagnostik führen können, weil die möglichen Ursachen so vielfältig sind. Schaut man sich die psychische Seite dazu an, sehen wir Müdigkeit, mangelnde Leistungsfähigkeit, Konzentrationsstörungen, depressive Stimmungslagen, Gereiztheit. Nicht nur der Darm ist gereizt, der ganze Mensch ist gereizt.

Der Reizdarm bietet ein vielfältiges Bild, das klarer wird, sobald wir die Darmflora in unsere Betrachtungen miteinbeziehen. Es gibt keinen Patienten mit Reizdarm, dessen Darmflora nicht aus der Balance geraten ist. Dazu kommt, wenn man tiefer schürft, eine Esskultur, die völlig aus dem Takt geraten ist. Der Essrhythmus fehlt. Die Hauptmahlzeit ist mal morgens, mal mittags, mal abends, mal nachts und es wird zwischendurch gegessen. Schlaflosigkeit ist ein weiteres Symptom dieses aus den Fugen geratenen Tagesrhythmus. Neben der Therapie seiner körperlichen Beschwerden und psychischen Belastungen braucht der Mensch, der an Reizdarm leidet, dringend eine Sanierung seiner Darmflora und seines Lebensrhythmus hin zu geregelten Schlaf- und Esszeiten. Denn für den Darm ist nicht nur wichtig, was wir essen, sondern vor allem, wie wir essen. (Seite 36)

Vorsorge für den Darm

„Der Tod sitzt im Darm" – so drastisch soll Hippokrates formuliert haben. Ein asiatisches Sprichwort drückt es freundlicher aus: „Der Darm ist das Tor zum Leben." Über 70 Prozent der heutigen Erkrankungen sind ernährungsbedingt, so die aktuelle medizinische Meinung. Die beste Vorsorge für die intakte Darmflora sind ein balancierter Essrhythmus (Wie wir essen, Seite 36), ein ausgewogener Speiseplan (Was wir essen, Seite 56), körperliche Bewegung und zweimal im Jahr eine Kur, die dem Darm guttut. Ist die Darmflora bereits gestört, sollten die Ursachen der Dysbiose von einem Arzt abgeklärt werden, der sich mit ernährungsbedingten Erkrankungen auskennt.

Es ist naheliegend, dass man inzwischen begonnen hat, mit Floratransplantation zu experimentieren und die Effekte für die Gesundheit zu erforschen. Wenn eine chronische Erkrankung durch eine erkrankte Darmflora ausgelöst werden kann, könnte man die Erkrankung dann nicht ausheilen, indem gesunde Darmflora in den Verdauungstrakt transplantiert wird? Ein vielversprechender Ansatz, wir können auf die Ergebnisse gespannt sein. Doch selbst wenn eine frische Darmflora transplantiert werden würde, würde sich demjenigen, der sie nun zu Gast hat, die gleiche Aufgabe stellen: die Pflege der neuen Darmbewohner mit einem ausgewogenen Speiseplan und mit einem Essrhythmus und einer Esskultur, die ihnen guttut.

Wie wir verdauen und woran man das erkennt

Am Vorgang der Verdauung sind viele Organe beteiligt.
Wir können einiges tun, damit es dem ganzen Bauch gut geht.
Die Bauchform führt uns auf die richtige Spur.

Die Bauchform und was sie uns sagt

Einer meiner Lieblingsbeschäftigungen im Sommer ist es, in einem Straßencafé zu sitzen und Passanten zu beobachten, genauer: Bäuche. Die spazieren genau auf Augenhöhe an einem vorbei und es ist schon erstaunlich, wie vielfältig der Arten- und Formenreichtum unter den Bäuchen ist. Spannend ist darüber hinaus, wie die Bäuche die Haltung beeinflussen.

Was es nicht alles für Bauchformen gibt! Da ist z. B. der schlaffe Kotbauch. Der Bauch hängt unterhalb des Nabels schlapp herunter. Mit Fett hat das wenig zu tun, der Darm hat vielmehr durch Überlastung und chronische Fäulnisprozesse seine Spannkraft verloren und ist aus der Form geraten. Eine Variante ist der entzündliche Kotbauch, der nach seiner Form auch Spitzbauch genannt wird. Er wölbt sich um die Nabelgegend herum nach vorne und weist auf chronische Entzündungen der Darmschleimhaut hin. Im Gegensatz zum weichen schlaffen Kotbauch ist der entzündliche hart und druckempfindlich.

Mit der Bauchform verändert sich auch die Haltung. Der schlaffe Kotbauch zieht die Wirbelsäule nach vorn, der Mensch neigt sich kompensatorisch nach hinten und bildet einen Rundrücken aus, um das Gleichgewicht zu halten. Was als „Altersrundrücken" bezeichnet wird, hat weniger mit dem Alter zu tun als mit der Esskultur. Ein schlapper Bauch führt zu einer schlappen Körperhaltung. Mit Muskelaufbautraining allein ist es dann nicht getan. Ohne die Umstellung von Esskultur und Essrhythmus ändert sich an der Ursache für die Fehlhaltung nichts.

Was steckt hinter dem Bierbauch?

Der kugelförmige Gas-Kot-Bauch und die dazugehörige Großtrommelträger-haltung begegnen uns besonders häufig. Das ist der pralle runde Bauch, der im Volksmund auch „Bierbauch" genannt wird. Mit dem Bierkonsum allein hat er jedoch nichts zu tun. Bier hat weniger Kalorien als Fruchtsäfte, entscheidend für diese Bauchform ist die fehlende Esskultur. Der Großtrommelträger isst zu viel, zu oft, zu spät, zu schnell, zu schwer und zu sauer.

Beim Großtrommelträger erkennt man neben einer großen Kugel unter Hemd oder Pullover einen kurzen Hals, breiten Brustkorb und ein Hohlkreuz. Im Stehen ist der Oberkörper nach hinten geneigt, denn er muss ein Gegengewicht zum Kugelbauch bilden, der die Lendenwirbelsäule zum Teil so weit nach vorn zieht, dass man schon beim Draufschauen Rückenschmerzen bekommt. Von vorn fällt auf, dass die Hände nicht mehr die Oberschenkel berühren, wenn der Träger eines Kugelbauchs entspannt dasteht. Ganz offensichtlich ist beim Großtrommelträger, dass und wie die Bauchform die Haltung beeinflusst. Die Ursache für Schmerzen an Rücken, Schultern und Gelenken liegt aus meiner praktischen Perspektive zu 80 Prozent am Bauch. „Wer Bauch hat, hat auch Rücken" – und das nicht erst, wenn der Bauch sich als Ergebnis eines jahre- und jahrzehntelangen Prozesses gut sichtbar wölbt. Wie kommt das zustande?

Der Bauch hat Einfluss auf das gesamte Skelettsystem. Wir können nicht nur Veränderungen bei der Form der Wirbelsäule feststellen, auch Schultern und Schulterblätter geraten aus ihrer gewohnten Position, das Becken steht schief, die Form des Brustkorbs verändert sich.

Der gesunde Brustkorb hat die Form eines Fasses, er verjüngt sich sowohl nach oben als auch nach unten. Dagegen weist ein glockenförmiger Brustkorb (der wie eine Glocke nach unten immer breiter wird) darauf hin, dass im Darm schon längere Zeit ein zu hoher Druck herrscht. Der wird ausgelöst durch Fäulnis- und Gärungsgase, die den Bauch typischerweise oberhalb des Nabels auftreiben. Dieser sogenannte Gasbauch tritt häufig in Kombination mit dem Kotbauch auf und heißt dann Großtrommelbauch.

Wer Bauch hat, isst immer zu viel, zu oft, zu spät, zu schnell, zu schwer und zu sauer. Das führt zu einer vermehrten Gasbildung im Darm und zu einem Lymphstau im Bauch. Und weil die mit Gas gefüllten Darmschlingen die Tendenz haben, nach oben zu drücken, folgt daraus eine vermehrte Vorwölbung des Bauches – zunächst ganz dezent als kleine Buckel oberhalb des Nabels sichtbar, später als straffer Gasbauch. Die Darmschlingen können so prall mit Gas gefüllt sein, dass Sie das Zwerchfell, unseren großen Atemmuskel, mit der Zeit Stück für Stück nach oben drücken. Das Zwerchfell ist quer (auf altdeutsch „zwerch") zwischen Brust- und Bauchraum aufgespannt und trennt die Organe des Brustkorbs (Lungen und Herz) von denen des Bauchraums (Magen, Darm, Leber, Galle, Bauchspeicheldrüse, Milz, Nieren, Blase, Geschlechtsorgane).

Das Zwerchfell ist unser wichtiger Atemmuskel für die Zwerchfell- oder Bauchatmung und die geht so: Beim Einatmen aktivieren wir unseren Zwerchfellmuskel und der zieht die beiden Lungenflügel, die an ihm kleben, nach unten, damit sie sich gut mit Luft füllen können. Ausatmen ist einfacher: Das Zwerchfell macht sich einfach locker. Die Lungen sind so elastisch, dass sie sich zusammen- und das Zwerchfell mit nach oben ziehen. 20 000- bis 25 000-mal am Tag geht das so, ein gewaltiges Arbeitspensum. Zum Glück funktioniert das ganz automatisch, Sie können also ruhig ab und zu vor sich hinträumen, ans Atmen müssen

Sie nicht denken. Es atmet ein, es atmet aus. Ganz von allein. Dumm nur, dass die meisten von uns erst relativ spät merken, wenn die Atmung klemmt. Wir fahren schließlich mit dem Auto zum Einkaufen, zur Arbeit, zum Zigarettenholen, in den Urlaub, die Kinder zur Schule. Eines Tages merken wir dann, dass wir bei der kleinsten Anstrengung schnaufen wie eine alte Lok. Wer Bauch hat, kommt schnell außer Atem. Zu starke Gasbildung im Verdauungstrakt kann auch Herzbeschwerden auslösen. Anfang des 20. Jahrhunderts entdeckte der Internist Ludwig von Roemheld (1871–1938) das Syndrom, das nach ihm benannt ist. Die Blähungen drücken das Zwerchfell nach oben und engen das Herz ein. Herzklopfen, Atemnot, Angstzustände, Schwindel und Schlafstörungen können die Folge sein.

Wenn der aufgeblähte Darm dem Zwerchfell keinen Spielraum mehr lässt, weil er den Atemmuskel nach oben drückt, dann setzen wir verstärkt die Brustmuskulatur ein, damit der Gasaustausch und die Entsäuerung über die Lungen weiter funktionieren (Säure-Basen-Haushalt, Seite 61). Von unten drückt der Darm, der Brustkorb wird breit und breiter, bekommt mit der Zeit die Form einer Glocke (oben schmal, unten breit), die Schultern ziehen nach oben, der Hals wird kürzer und die Hände von Menschen, die zu klein für ihr Gewicht sind, berühren beim Stehen nicht mehr die Oberschenkel. Die Arme hängen herunter wie zwei lahme Flügel.

Spannend, wie der Bauch die Körperhaltung beeinflusst.

① Normalbauch
② Normalbauch
③ Beginnender Gasbauch
④ Eiförmiger Gasbauch

⑤ Kugelförmiger Gasbauch
  (Großtrommelbauch)
⑥ Schlaffer Kotbauch
⑦ Ausgeprägter schlaffer Kotbauch
⑧ Spitzbauch (entzündlicher Kotbauch)
⑨ Schlaffer Gas-Kotbauch
⑩ Entzündlicher Gas-Kotbauch

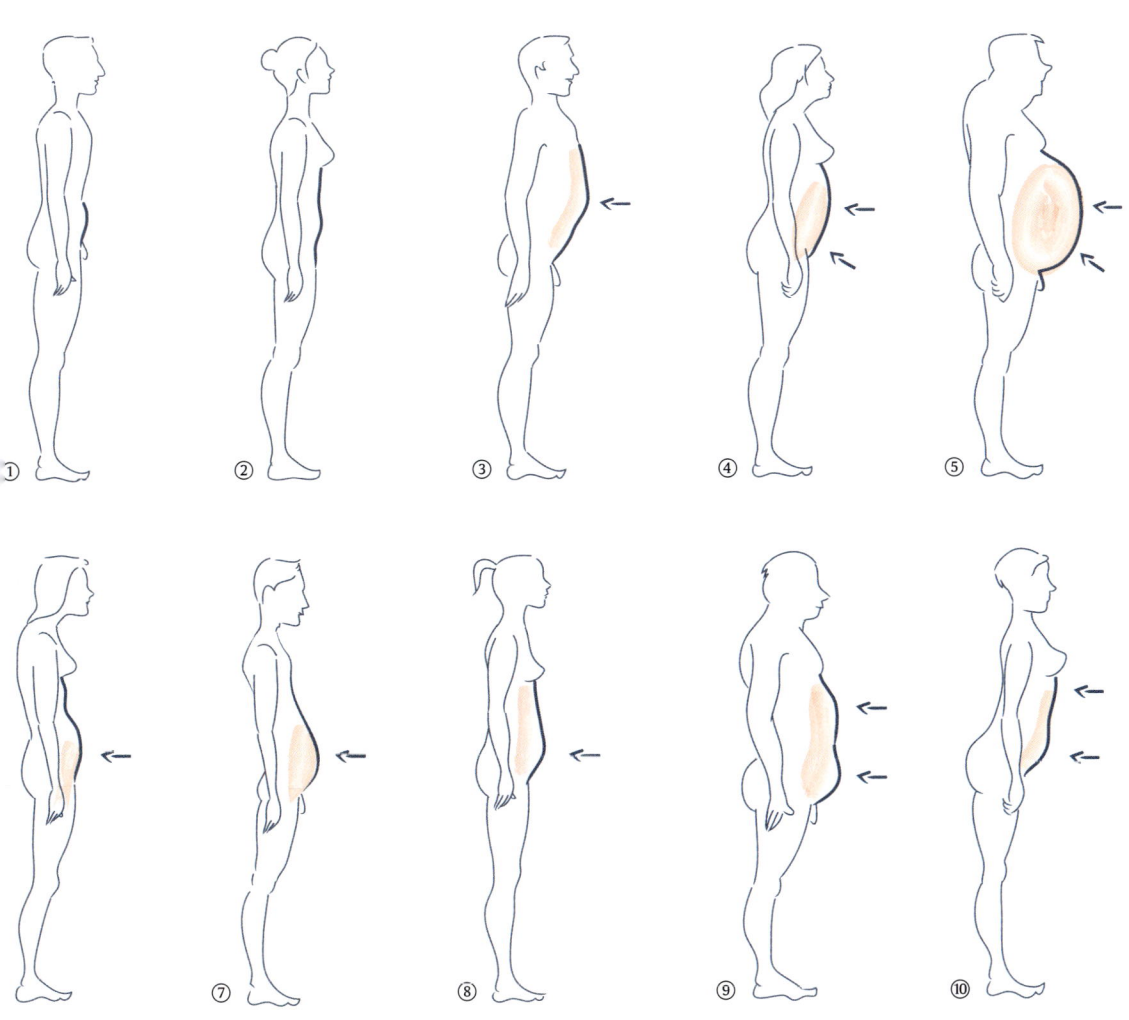

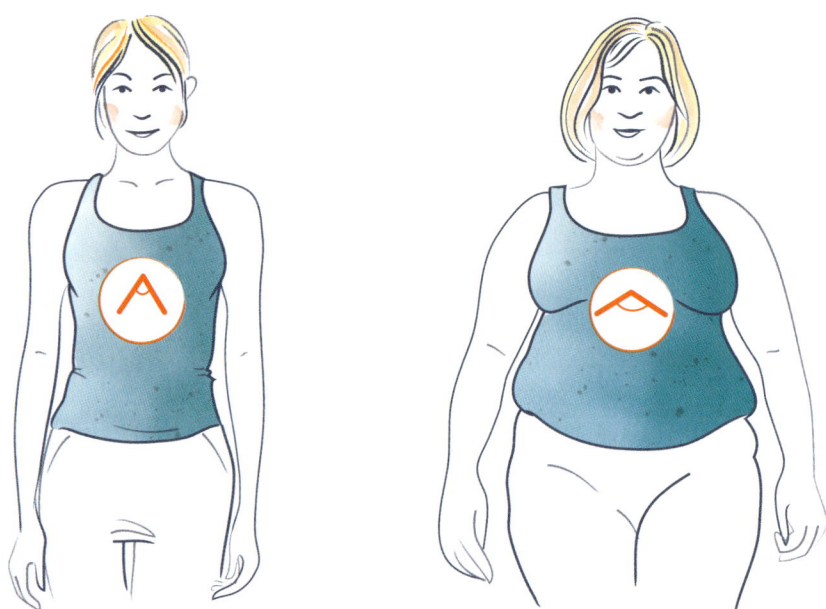

⌃ Epigastrischer Winkel bei einer normalgewichtigen bzw. übergewichtigen Person

Ob der Druck in Darm und Bauch zu hoch ist, können Ärzte mit einer einfachen Messung überprüfen, indem sie den „epigastrischen Winkel" ermitteln. Dieser Winkel wird am unteren Ende des Brustbeins aus dem rechten und dem linken Rippenbogen gebildet. Spitz soll er sein, zwischen 30 Grad und 60 Grad sind je nach Körperbau in Ordnung. Der epigastrische Winkel ist deshalb abhängig vom individuellen Körperbau, weil für einen sehr schlanken Menschen mit einem Grundwinkel von 30 Grad ein Winkel von 60 Grad schon zu groß sein kann. Wenn Sie mit der Wohlfühlkur den Darm entlasten und der Druck im Bauch sinkt, schrumpft auch der Winkel wieder auf Normalmaß.

Eitelkeit führt übrigens auch zur Einschränkung der Zwerchfellatmung. Eitelkeit? Im Freibad ist das gut zu beobachten: Wer seinen Bauch kaschieren möchte, zieht ihn ein, drückt das Zwerchfell nach oben und gleicht dessen eingeschränkte Beweglichkeit mit einer verstärkten Atmung mit der Brustmuskulatur aus, der Brustkorb hebt sich, Gang und Haltung werden „stolz".

Die Zwerchfell- oder Bauchatmung wirkt auf den Darm wie eine Massage und es ist kein Fehler, sie immer wieder bewusst zu üben (Entspannungsübungen für den Bauch, Seite 104). Die Spannkraft des Darms verbessert sich, Blut- und Lymphkreislauf werden ebenso angeregt wie die Darmperistaltik. Deshalb sind Bewegung und Atmung für einen gesunden Bauch und eine regelmäßige Verdauung so wichtig.

Nun müssen Sie allerdings nicht erst einen „Bierbauch" ausbilden, um Bauchbeschwerden zu haben. Patienten mit Reizdarm beispielsweise haben häufig einen ganz flachen Bauch. Von außen kann man einem Bauch also oft nur mit einem sehr geübten Blick ansehen, wie es ihm geht. Aber Sie können es auf jeden Fall bei sich selbst fühlen.

Wie geht es meinem Darm?

Wie merke ich, ob es meinem Darm gut geht? Einfache Antwort: Sie merken es daran, dass Sie nichts merken. Dann ist der Darm nicht gestresst. Zeichen guter Darmfunktion sind: Die Verdauung arbeitet geräuschlos, unauffällig und beschwerdefrei. Es blubbert nicht, es rumort nicht, es zwickt nicht, der Bauch ist nicht gespannt und nicht gebläht. Sie haben einmal täglich Stuhlgang und der Stuhl hat die richtige Konsistenz, weich und geformt. Und wenn Sie dann auch noch einen guten und erholsamen Schlaf und keine Gewichtsprobleme haben, Sodbrennen, Zahnfleischbluten und Hämorrhoiden nur vom Hörensagen kennen, dann ist alles im Lot und Sie brauchen nicht mehr weiterzulesen.

Tipp: Beim Stuhlgang sitzen wir alle zu aufrecht. Die beste Haltung für eine entspannte Entleerung des Darms ist die Hocke. Deshalb sollten die Füße auf einem Hocker stehen, wenn wir auf der Toilette sitzen.

Verdauung Schritt für Schritt

Vorbeugen kann man Darm- und Bauchbeschwerden schon da, wo die Verdauung beginnt: im Mund. Wobei das nicht ganz richtig ist. Die Verdauung beginnt eigentlich schon in der Fantasie, dann kommen Nase und Augen ins Spiel und dann erst der Mund. Sobald Sie sich ein Lebensmittel vorstellen, das Sie jetzt unbedingt gerne essen würden, beginnt der Speichel zu fließen. Riechen oder sehen Sie ein leckeres Gericht, beginnt der Speichel zu fließen. Kommt dann der erste Bissen in den Mund, ist schon alles für die Verdauung vorbereitet. Wenn Sie jetzt noch gut kauen, dann ist Verdauen ein Kinderspiel.

Die Verdauung beginnt im Mund

Die Zähne beginnen zu mahlen, die Zunge schmeckt und meldet süß, sauer, bitter, salzig und umami, den herzhaften Natriumglutamat-Geschmack, den der japanische Chemiker Ikeda Kikunae 1908 erfunden hat. Allein durch Kaubewegung und Geschmack werden andere Organe aktiviert. Die Bauchspeicheldrüse beginnt schon mit der Ausschüttung von Insulin, wenn sie durch einen süßen Geschmack alarmiert wird, also auch bei Süßstoff, weshalb der in der Tierhaltung erfolgreich als Mastmittel eingesetzt wird: Süßstoff macht Hunger. Unser Geschmacksdetektor Zunge ist übrigens ein guter Indikator für die Darmgesundheit: Hartnäckiger Zungenbelag oder die sogenannten Zahneindrücke an den Zungenrändern weisen immer auf eine Störung im Magen-Darm-Trakt hin.

Der Speichel wird von mehreren Speicheldrüsen produziert. Die größten sind die beiden Ohrspeicheldrüsen links und rechts. Sie liegen seitlich vor und unter den Ohren und fallen unangenehm auf, wenn sie bei Mumps dicke Backen machen. Speichel hält unerwünschte Bakterien in Schach und fördert die Wundheilung. Ein guter Speichelfluss unterstützt auch Darmbakterien wie Akkermansia muciniphila, die für eine intakte Darmschleimhaut sorgen. Ohne Speichel könnten wir nicht schlucken, das Essen wäre einfach zu trocken. Mit dem Speichel kommt auch das erste Verdauungsenzym zum Einsatz: Ptyalin, eine α-Amylase, die Stärke in kleinere Einheiten zerlegt.

Stärke ist ein Mehrfachzucker (Polysaccharid), der aus mehreren Einfachzuckern (Monosaccharide) besteht. Es ist die pflanzliche Art, Zucker und damit Energie zu speichern. Bei den Tieren und Menschen heißt der Speicherzucker Glykogen. Er wird aus Glukose zusammengebaut und vor allem in Leber und Muskeln deponiert, auch die Niere hat einen eigenen Vorrat. Wenn Sie joggen, können Ihre Muskeln direkt auf die eigene Glukose zugreifen und müssen nicht warten, bis der Kraftstoff von der entlegenen Leber antransportiert wird. Für die anderen Körperzellen wird bei zu niedrigem Blutzuckerspiegel aus den Glykogenspeichern der Leber Glukose freigesetzt und über das Blut bereitgestellt. Das passiert nachts, wenn Sie schlafen, ihr Köper auf Wellness-modus umgestellt hat und sich regeneriert. So entstand die Idee, man könne im Schlaf schlank werden. Ganz so einfach ist es leider nicht. Ohne einen guten Essrhythmus und Bewegung wird das nichts. Aber zurück zur Amylase: Die taucht später im Dünndarm nochmals auf, wo sie von der Bauchspeicheldrüse ausgeschüttet wird und Zucker weiter aufspaltet.

Gut gekaut ist halb verdaut, der gute alte Omaspruch stimmt. Schlinger verpassen den Startschuss für eine gründliche Verdauung. Besonders eiweißhaltige Nahrung muss gut mit den Zähnen zerkleinert werden, sonst können die wertvollen Eiweiße im Dünndarm nicht ausreichend in Aminosäuren zerlegt werden, führen zu Fäulnis im Darm und werden mit dem Stuhl ausgeschieden. Schade um das teure Dry Aged Beef.

Gründlich zu kauen bedeutet, jeden Bissen mindestens 30-mal mit Zähnen und Zunge durchzuarbeiten, bis der Speisebrei von allein rutscht. Dabei macht es natürlich einen Unterschied, ob ich einen Bissen Rindersteak kaue (gerne auch 60-mal!) oder einen Löffel Suppe. Aber selbst den Löffel Gemüsesuppe gut einzuspeicheln und zu „kauen" ist wichtig, damit die Amylase Zeit findet, den pflanzlichen Zucker zu spalten. Langsam essen vermittelt auch einen ganz anderen Essgenuss, denn beim Essen geht es vor allem um Geschmack und um den Respekt für Koch oder Köchin. Bei Fast Food hält sich der Respekt verständlicherweise in Grenzen, deshalb heißt es auch Junk Food: Ramsch, Abfall, Ausschuss.

Damit Kauen und Einspeicheln auch wirklich gut funktionieren, sollte man zum Essen nichts trinken. Davor und danach gerne, aber beim Essen ist die Gefahr einfach zu groß, dass der Bissen unzerkaut hinuntergespült statt gut gekaut hinuntergeschluckt wird.

Weiter geht es in den Magen

Vom Mund wird der Speisebrei durch die Speiseröhre (Oesophagus) in den Magen transportiert. Die Muskulatur der Speiseröhre führt wellenförmige Bewegungen aus, die den Brei in Sekunden in den Magen pressen. Dass die Nahrung nicht einfach der Schwerkraft folgt, sondern aktiv transportiert wird, ist gut für Astronauten und für alle, die gerne im Liegen speisen. Bevor die Speiseröhre in den Magen mündet, quert sie noch das Zwerchfell, in dem sinnigerweise ein Schlitz für die Speiseröhre vorgesehen ist, der Hiatus oesophageus. Eine häufige Ursache für Sodbrennen ist, dass sich dieser Hiatus gelockert hat, die Speiseröhre am unteren Ende nicht mehr dicht ist, saurer Mageninhalt nach oben fließt und eine Entzündung in der Speiseröhre auslösen kann. Diese Refluxösophagitis ist besonders im Liegen, vor allem nachts im Bett sehr unangenehm. Die häufigste Ursache für Sodbrennen ist aber zu viel Essen, Kaffee-, Alkohol- oder Nikotinkonsum.

Bis zu zwei Liter fasst der Magen, der direkt unter dem Zwerchfell sitzt. Er ist mit einer guten Muskulatur ausgestattet, die den Speisebrei weiter durchwalkt und durch den Magenausgang, den Pförtner, in den Zwölffingerdarm drückt. Vorher tritt aber noch Salzsäure in Aktion. Mit einem pH-Wert von 0,8–1,5 ist es im Magen so sauer, saurer geht's fast nicht. Die Magensäure zerkleinert nicht nur Nahrungsbestandteile, sie ist u. a. auch notwendig, um Vitamin B_{12} aus Nahrungseiweißen freizusetzen und Vitamin D aufzunehmen.

Damit sich der Magen nicht selbst verdaut, sondert er einen schützenden Schleim ab. Außerdem produziert er Pepsinogen, das im sauren Milieu zum Enzym Pepsin umgebaut wird. Pepsin verdaut Eiweiß (Protein) zu kleineren Peptiden, die später im Dünndarm zu den noch kleineren Aminosäuren weiter zerlegt werden, aus denen unser Körper dann sein eigenes Eiweiß zusammenbaut.

Und noch ein wichtiger Faktor wird in der Magenschleimhaut gebildet und dem Nahrungsbrei beigemischt: der Intrinsic-Faktor. Den braucht es, um Vitamin B_{12} im unteren Abschnitt des Dünndarms aufnehmen zu können. Vitamin B_{12} ist wichtig für Zellteilung und Blutbildung, außerdem laufen die Nerven und unser Kopfhirn ohne B_{12} nicht mehr rund. Vitamin B_{12} können wir nicht selbst produzieren, Fleisch, Milchprodukte und Eier versorgen uns mit diesem lebenswichtigen Vitamin. Veganer müssen ihren B_{12}-Bedarf mit Medikamenten decken.

Im Dünndarm geht es rund

Schauen wir, wie es nach dem Magen weitergeht. Hinter dem Pförtner beginnt der Dünndarm mit dem Zwölffingerdarm (Duodenum), der etwa so lang ist, wie zwölf Finger breit sind, oder ca. 30 cm. Jejunum und Ileum heißen die weiteren Abschnitte des Dünndarms, bevor er im rechten Unterbauch in den Dickdarm mündet. Die Länge des Dünndarms kann mit drei bis sechs Metern ganz schön variieren, was wieder einmal zeigt, wie unterschiedlich wir sind.

Im Zwölffingerdarm wird der saure Mageninhalt durch Bikarbonat aus der Bauchspeicheldrüse neutralisiert. Verdauungsenzyme aus Galle und Darmschleimhaut werden dem Speisebrei zugesetzt und durch den ins Basische verschobenen pH-Wert aktiviert. Dann geht's im Dünndarm verdauungstechnisch richtig rund. Kohlenhydrate werden durch Enzyme in ihre Bestandteile wie Glukose (Traubenzucker) und Fruktose (Fruchtzucker) zerlegt. Die durch die Eiweißverdauung im Magen entstandenen Peptide werden weiter zu Aminosäuren abgebaut. Und die Fette (Lipide) werden durch Lipase-Enzyme zu

Fettsäuren kleingehäckselt. Die Darmschleimhaut nimmt Mineralien und Vitamine ebenso auf wie etwa neun Liter Flüssigkeit, von denen zwei Liter aus Essen und Trinken und sieben Liter aus den Verdauungssekreten stammen. Ein echtes Kraftpaket, dieser Dünndarm!

Multifunktionsorgan Bauchspeicheldrüse

Zwischendurch ein Wort zur Bauchspeicheldrüse (Pankreas). Sie liegt quer im Oberbauch und schmiegt sich mit ihrem Kopf an den Zwölffingerdarm, wo der Pankreasgang ganz in der Nähe des Gallengangs oder gemeinsam mit diesem mündet. Über den Gang werden Enzyme in den Darm abgegeben, die Eiweiße, Kohlenhydrate und Fette so passend zerlegen, dass sie von der Darmschleimhaut aufgenommen werden können. Die Bauchspeicheldrüse kann aber noch mehr, sie gibt die Hormone Insulin und Glukagon ins Blut ab. Die beiden regeln den Blutzuckerspiegel. Insulin senkt den Blutzuckerspiegel, indem es die Zellen anregt, Zucker aus dem Blut aufzunehmen. Sinkt der Blutzucker zu tief ab, mobilisiert die Bauchspeicheldrüse Glukagon, das Glukose aus den Glykogenspeichern der Leber aktiviert und den Zellen als Treibstoff zur Verfügung stellt. Produziert die Bauchspeicheldrüse zu wenig Insulin oder verliert das Insulin seine Wirksamkeit (Insulinresistenz), entsteht eine der Volkskrankheiten, die Zuckerkrankheit oder der Diabetes

mellitus. Der wird unterteilt in Typ 1 (die Autoimmunerkrankung) und Typ 2, die ernährungsbedingte Variante mit falscher Esskultur, Übergewicht und Bewegungsmangel. Bewegung ist tatsächlich die beste Prävention gegen Diabetes. Eine kanadische Forschergruppe hat in einer Langzeitstudie über elf Jahre herausgefunden, dass in fußgängerfreundlichen Städten deutlich weniger Menschen übergewichtig sind und an Diabetes erkranken als in Städten, in denen die Autos Vorfahrt haben.

Bei Blutzucker denkt man unweigerlich an Zucker alias Kohlenhydrate und dieser Assoziation sind Ernährungsempfehlungen entsprungen, die auf dem glykämischen Index basieren. Dieser Index ist ein Maß für die Wirkung kohlenhydrathaltiger Lebensmittel wie Kartoffeln und Obst auf

Drei Hinweise für Diabetiker:

- Lassen Sie die Diabetiker-Abteilung im Supermarkt links liegen, sie können ganz normale Lebensmittel essen.
- Ignorieren Sie Light-Produkte, die schaden der Darmflora (auch der von Nicht-Diabetikern).
- Auch für Diabetiker gilt: Gesundheit beginnt im Darm. Deshalb ist die in diesem Buch beschriebene Kur auch für Diabetiker Typ 1 und Typ 2 geeignet.

den Blutzuckerspiegel. Leider funktioniert die Fixierung auf den glykämischen Index nicht. Wir reagieren nämlich individuell sehr unterschiedlich auf Lebensmittel und damit auch auf Kohlenhydrate. Eines aber ist sicher: Wie wir Kohlenhydrate verdauen und wie unser Blutzuckerspiegel darauf reagiert, ist maßgeblich vom Essrhythmus und von der Darmflora abhängig. Je fitter die ist, desto besser vertragen und verwerten wir unsere Nahrung – wenn wir langsam essen und gut kauen.

Das Wunder der Darmoberfläche

Wieder zurück zum Dünndarm, der mit einer weiteren Überraschung aufwartet. Wäre er auf der Innenseite eine glatte Röhre, dann hätte seine Schleimhaut eine Fläche von kaum einem halben Quadratmeter. In Wirklichkeit kommen 30 bis 300 Quadratmeter zusammen, je nachdem nach welcher Methode gerechnet wurde. Denn niemandem wird es gelingen, die kunstvolle Oberfläche aus Falten und kleinen und kleinsten Zotten flachzubügeln, um genau nachzumessen. Wenn man sich mikroskopische Bilder der Dünndarmschleimhaut anschaut, könnte man leicht auf die Idee kommen, es handle sich um Korallen, die vom Speisebrei umströmt werden und die guten Zutaten herausfiltern. In den Darmzotten liegen Drüsenzellen, die Verdauungssaft mit Enzymen absondern, und Blut- und Lymphgefäße, die sich Nährstoffe abholen und im Falle einer Infektion Abwehrstoffe heranschaffen. Dazu kommt ein unüber-

schaubares Geflecht von Nerven, die Informationen sammeln und weitergeben.

Die auf ca. 500 Quadratmeter geschätzte Oberfläche des gesamten Darms ist um ein Vielfaches größer als die Fläche der äußeren Haut eines Menschen, die etwa zwei Quadratmeter misst. Das erklärt, warum der Darm das Zentrum unserer Immunabwehr ist. Hier, auf dieser Riesenoberfläche, findet eine ständige Auswahl statt. Welche Stoffe sollen aufgenommen werden? Welche müssen draußen bleiben? Welche Bakterien sind okay, welche nicht? Welche Viren, Pilze und Parasiten versuchen, sich breitzumachen, und müssen daran gehindert werden? Es wird geschätzt, dass sich 70–80 Prozent aller Zellen des Immunsystems in der Darmschleimhaut befinden. Ganz besonders viele davon versammeln sich in den Peyer-Plaques im oberen Abschnitt des Dünndarms, dem Ileum, und im Wurmfortsatz (Appendix) am Übergang vom Jejunum zum Dickdarm. Und es gibt im Verdauungstrakt noch einen weiteren wichtigen Checkpoint der Immunabwehr: die Rachenmandeln (Tonsillen), die gleich zu Anfang am Übergang vom Mund zur Speiseröhre nach dem Rechten sehen.

Der Dickdarm erledigt den Rest

Dem Dickdarm fehlen die feinen Zotten des Dünndarms. Das liegt daran, dass der komplexeste Teil des Verdauungsprozesses abgeschlossen ist, wenn der Speisebrei den Übergang vom Ileum zum ersten

Pflege der Darmschleimhaut

Speziell zur Pflege der Darmschleimhaut möchte ich Leinöl und Apfelpektin empfehlen.

Leinöl wird aus Leinsamen gewonnen. Kaufen Sie nur kleine Flaschen, bewahren Sie das Öl im Kühlschrank auf und verbrauchen Sie es zügig. Ein bis zwei Esslöffel Leinöl pro Tag sind empfehlenswert, entweder pur genossen oder frisch ins Essen gerührt (nicht erhitzen). Leinsamen und Leinöl enthalten Lignane, die eine ähnliche Wirkung wie das Hormon Estriol haben, das unsere Schleimhäute in Schuss hält.

Die Wirkung von Apfelpektin kennt jeder, der sich an seinen ersten geriebenen Apfel erinnert, den er von den Eltern gegen Durchfall serviert bekam. Durch Reiben wird das Apfelpektin aktiviert, das im Darm giftige Stoffwechselprodukte von Mikroben bindet und die Schleimhaut mit einer geschmeidigen Schutzschicht auskleidet. Reiben Sie also ruhig jeden Morgen einen halben oder einen ganzen Apfel ins Müsli (wenn Sie Äpfel vertragen).

Teil des Dickdarms, dem Coecum oder Blinddarm, erreicht. Die Öffnung ist mit der ringförmigen Ileocoecalklappe verschlossen. Wie eine Rückstauklappe in der Abwasserleitung eines Hauses verhindert, dass Abwasser aus dem großen Kanal unter der Straße ins Haus zurücklaufen kann, so verhindert die Ileocoecalklappe, dass Stuhl aus dem Dickdarm zurück in den Dünndarm fließt. Und genau wie in einem Haus kann auch diese Klappe ausleiern und durchhängen. Das nützen dann Dickdarmbakterien aus und fangen an, den Dünndarm zu besiedeln. Blähungen durch Zuckervergärung und Durchfall können erste Symptome sein. Ein chronischer Schmerz im rechten Unterbauch muss kein Hinweis auf eine Blinddarmentzündung sein, sondern kann von der schlappen Klappe herrühren.

Der ca. 1,5 Meter lange Dickdarm beginnt im rechten Unterbauch mit dem Blinddarm, an dem der Wurmfortsatz hängt. Dieser kann sich bekanntlich heftig entzünden und muss dann so schnell wie möglich raus. Der Dickdarm rahmt den Dünndarm praktisch ein. Er steigt in Richtung Leber auf (Colon ascendens), biegt dort nach links ab, zieht im Oberbauch quer unter den linken Rippenbogen (Colon transversum), biegt wieder nach unten ab in Richtung Becken (Colon descendens) und endet dort nach einer s-förmigen Kurve im Enddarm.

Im Dickdarm wird nochmals Wasser resorbiert und die Dickdarmbakterien fermentieren, was im Dünndarm nicht verarbeitet werden konnten. Der Rest wird dann über den Anus ausgeschieden.

Was der Stuhl verrät

Wie lange dauert es, bis die Nahrung verdaut und ausgeschieden ist? Das ist von Mensch zu Mensch sehr unterschiedlich. Es gibt träge und hyperaktive Därme. Die Transitzeit der Nahrung vom Mund bis zur Ausscheidung variiert von acht Stunden bis zu drei Tagen. Die Spanne für eine normale Stuhlfrequenz reicht von dreimal am Tag bis dreimal pro Woche. Jeder kann seine individuelle Transitzeit selbst testen. Ein Mittagessen, das nur aus einer wirklich großen Portion Spinat oder Rote Beete besteht, verfärbt den Stuhl deutlich dunkelgrün oder dunkelrot. Von chronischer Verstopfung (Obstipation) spricht man, wenn der Stuhlgang über mindestens drei Monate regelmäßig vier Tage pro Woche ausbleibt. Die Hauptursachen dafür sind mangelnde Bewegung und eine Ernährung, die nicht ausreichend basenbetont ist.

Auch Form und Farbe des Stuhls können sehr unterschiedlich sein. Um System in diese Fülle des Stuhldesigns zu bringen, wurde 1997 die Bristol-Stuhlformen-Skala eingeführt. Sie unterscheidet sieben Stuhltypen, von schwer auszuscheidenden festen Kügelchen bei Verstopfung über den leicht auszuscheidenden wurstartigen „Idealstuhl" mit glatter Oberfläche bis zum flüssigen Durchfall ohne feste Bestandteile. Einen wichtigen Hinweis, ob der Stuhl okay ist, liefert auch das Toilettenpapier: Je weniger Sie davon zum Säubern benötigen, desto gesünder

ist der Darm. Ein hoher Papierverbrauch weist auf einen klebrigen Stuhl hin, der viel Fett und Eiweiß enthält. Entweder Sie essen zu viel Fett und Eiweiß oder sie können beides schlecht verdauen.

Nicht nur die Form, auch die Farbe des Stuhls gibt interessante Hinweise. Die gesunde braune Farbe wird hauptsächlich durch Sterkobilin hervorgerufen, ein Abbauprodukt des roten Blutfarbstoffs Hämoglobin, das über die Galle ausgeschieden wird. Ansonsten ist die Farbe abhängig von Essen und Trinken. Gemüse färbt den Stuhl hell, Fleisch dunkel, Rotwein schwarz. Ist er auch ohne Rotweingenuss schwarz und dazu klebrig wie Teer, dann sollten Sie zügig zum Arzt gehen und den Stuhl auf Blut untersuchen lassen. Haftet am Toilettenpapier hellrotes Blut, sind die Ursachen meist blutende Hämorrhoiden oder Fissuren, kleine Risse in der Analschleimhaut, die beim Herauspressen von sehr hartem Stuhl entstehen können. Auch dann sollten Sie Ihren Arzt nachsehen lassen – ebenso wie bei einer grau-weißen Stuhlfarbe, die auf ein Problem mit der Galle hinweisen kann.

Und der Geruch? Gesund ist der Darm, wenn der Stuhl neutral riecht. Erinnert ein eher süßlicher Duft an den Besuch eines Weinkellers, dann gärt es im Darm. Fühlen Sie sich nach dem Stuhlgang mehr auf einen Bauernhof neben die Jauchegrube versetzt, dann weist das darauf hin, dass es in Ihrem Darm fault.

Superkraftwerk Leber

Über den Darm können wir nicht sprechen, ohne unser zentrales Stoffwechselorgan zu erwähnen, die Leber. Sie liegt im rechten Oberbauch unterhalb des Zwerchfells. Die Leber ist das wichtigste Organ für den Zucker-, Fett- und Eiweißstoffwechsel. Die Nahrungsbestandteile aus dem Darm werden über die Blutgefäße dorthin transportiert und weiterverarbeitet. Die Leber ist ein Superkraftwerk. Sie entgiftet unseren Körper; sie stellt Proteine her, darunter die Gerinnungsfaktoren zur Blutstillung; sie speichert Zucker in Form von Glykogen für harte Zeiten, wenn der Blutzuckerspiegel in die Knie geht; sie erzeugt 70 bis 80 Prozent des Cholesterin als Baustoff für Zellwände und Hormone (weshalb man bei einem zu hohen Cholesterinwert neben Ernährungsfehlern immer auch an einen Hormonmangel denken sollte!); die Leber produziert Gallenflüssigkeit, mit der Abbauprodukte des Stoffwechsels und Giftstoffe in den Dünndarm gespült und mit dem Stuhl ausgeschieden werden.

Im Dünndarm hilft die Galle bei der Fettverdauung, die Gallenproduktion wird durch Bitterstoffe aus der Nahrung angeregt. „Bitter wie Galle" – unser Geschmackssinn zeigt die Verbindung, die zwischen Nahrung und Verdauung besteht. Unterstützen Sie die Leber mit Bittertropfen und mit einem Leberwickel (Seite 94), denn die Leber hat Pflege und Erholung verdient.

Probiotika tun gut – aber nur gezielt

Nicht nur Essen und Trinken beeinflussen die Darmgesundheit, auch Medikamente, vor allem Antibiotika. Die werden zwar gegen krank machende Keime verschrieben, können aber leider nicht unterscheiden, welche Bakterien für uns nützlich sind und welche nicht. Antibiotika veranstalten ein ziemliches Darmfloramassaker. Ein Forscherteam an der Universität in Leuven hat herausgefunden, dass neben Antibiotika noch andere Medikamente die natürliche Darmflora tief greifend verändern: Antidepressiva, antientzündliche Wirkstoffe zur Behandlung von Morbus Crohn oder Colitis ulcerosa, Antihistaminika, Benzodiazepine (Beruhigungsmittel), Betablocker, Laxantien (Abführmittel), Metformin (Antidiabetikum bei Diabetes Typ 2), Protonenpumpen-Inhibitoren PPI (hemmen die Sekretion von Magensäure), Statine (Cholesterinsenker), weibliche Hormone (Pille).

Probiotika, auch Synbiotika genannt, sind Medikamente mit speziellen Mischungen nützlicher Darmbakterien in Kapseln oder als Pulver. Die häufigsten probiotischen Gattungen, die darin enthalten sind, sind Bifidobakterien und Laktobazillen. Mit ihnen kann man eine aus dem Gleichgewicht geratene Darmbesiedlung wieder ins Lot bringen. Inzwischen ist eine fast unüberschaubare Menge an Probiotika auf dem Markt. Daher ist es sinnvoll, vor einer Einnahme die vorhandene Darmflora mit einer speziellen Stuhlanalyse untersuchen zu lassen und auf der Basis des Ergebnisses das richtige Präparat auszusuchen. Mit dem richtigen Probiotikum allein ist es allerdings nicht getan. Eine schlaue Esskultur, wie ich sie in diesem Buch vorstelle, schafft erst die Voraussetzung für glückliche Bakterien in Ihrem Darm.

Als Probiotika werden auch Lebensmittel bezeichnet, die künstlich mit probiotischen Bakterien angereichert wurden. Am bekanntesten sind Joghurtdrinks. Eines dieser Produkte wirbt mit dem Slogan „Stay strong", frei übersetzt: Bleiben Sie standhaft und kaufen Sie's nicht. Denn sie würden Ihr Geld zum Fenster rauswerfen. Wirklich interessant für die Darmgesundheit sind fermentierte Lebensmittel wie Sauerteigbrot, Rohmilchkäse und der ganz gewöhnliche zusatzfreie Naturjoghurt. Die Fermentation (Milchsäuregärung) dieser Produkte hat natürliche Milchsäurebakterien (Laktobazillen) bewerkstelligt, dem Darm tut's gut.

Was sagt uns die Stuhlanalyse?

Beim handelsüblichen Darmcheck eines Fachlabors werden bis zu 50 Bakterienarten aus einer Stuhlprobe analysiert, neuere Verfahren erfassen schon an die 400 Bakterienspezies. Schätzungen gehen von der fünffachen Zahl aus, die den Forschern noch ins Netz gehen könnten. Sie sehen: Wir stehen mit unseren Erkenntnissen über den Darm und seine Bewohner noch ziemlich am Anfang. Ein spannendes Forschungsfeld, auf dem es noch einige Überraschungen geben wird. Aktuell jedenfalls können wir mit den heute verfügbaren Stuhlanalysen ganz gut arbeiten. Zumal sie nicht nur Darmbakterien nachweisen. Der pH-Wert, Pilze, Verdauungsrückstände und Verdauungsenzyme, Entzündungswerte und Immunglobuline als Marker für die Fitness des Immunsystems vervollständigen das Bild Ihrer individuellen Darmgesundheit.

Ist Ihre Verdauung kraftvoll oder fehlen Verdauungsenzyme? Dann können die Nährstoffe nicht richtig verdaut und aufgenommen werden. Ist das Immunsystem des Darms überfordert? Hat es mit chronischen Entzündungen zu kämpfen? Können Ihre Darmflora und das Immunsystem die Pilze (Candida), die wir alle im Darm beheimaten, in Schach halten? Wuchern sie zu stark, kann das vielfältige Beschwerden nach sich ziehen und sehr oft eine einfache Ursache haben: Es wird zu viel Zucker genascht. Darmpilze lieben Zucker! Zu viele Pilze können zu unklaren Schmerzen führen, Allergien (Asthma) und Hauterkrankungen (Neurodermitis, Psoriasis) auslösen. Da wir gerade über die Haut sprechen: Die Haut ist der Spiegel des Darms! Jeder chronischen Hauterkrankung liegt eine gestörte Darmflora zugrunde.

Bauchschmerzen, Blähungen, Infektanfälligkeit, Nahrungsmittelunverträglichkeiten, Schlafstörungen, Rückenschmerzen, Hautveränderungen – das alles können erste Zeichen für eine Dysbiose sein. Liegt das Problem eher im Dickdarm, dann tritt ein Blähbauch auf und die Darmgase gehen meist geräuschvoll ab. Für eine Fehlbesiedlung im Dünndarm ist charakteristisch, dass der Blähbauch über Nacht ohne großes Getöse abflacht. Hier passt ein kleiner Einschub zum Thema Mundgeruch: 95 Prozent der Darmgase werden ins Blut aufgenommen und über die Lunge abgeatmet. Das kann dann als Mundgeruch geruchstechnisch unangenehm werden.

Der löchrige Darm

Eine Fehlbesiedlung des Darms, die über viele Jahre anhält, ist Auslöser für eine weitreichende und zunächst unbemerkt ablaufende „stille" Entzündung („silent inflammation"). Diese wiederum führt zu einem Syndrom, das „Leaky Gut" getauft wurde, „Löchriger Darm". Die stille Entzündung und den löchrigen Darm kann man selbst bei einer Darmspiegelung nicht erkennen. Auch im Blut sind beide mit den normalen Entzündungswerten nicht nachzuweisen. Es gibt allerdings Stuhluntersuchungen, mit denen entsprechend sensible Entzündungsmarker analysiert werden können.

Entstehung einer chronischen Entzündung

Entzündung klingt schlimm, ist aber zunächst ein ganz gesunder, physiologischer Vorgang. Wenn Sie sich in den Finger geschnitten haben, braucht es eine Entzündungsreaktion, damit der Schnitt heilen kann. Schneiden Sie sich in zehn Finger gleichzeitig, kann der Körper bei der Immunabwehr und bei der Rekonstruktion des zerstörten Gewebes überfordert sein. Die Wunden eitern und heilen nur

Die sechs häufigsten Ursachen einer Dysbiose

- Fehlende Esskultur: zu viel, zu oft, zu spät, zu schnell, zu schwer und zu sauer
- Nahrungsmittel: Kuhmilch, Weizen, Zucker; Zusatzstoffe in Fertiggerichten und Light-Produkten; Soft- und Energy-Drinks; Schadstoffe in Lebensmitteln wie Schwermetalle, Mineralölrückstände, Pestizide (Pflanzenschutzmittel), Herbizide (Unkrautbekämpfungsmittel), Fungizide (Anti-Pilz-Mittel)
- Medikamente, u. a. Abführmittel, Antibiotika, Beruhigungsmittel, Cholesterinsenker, Magensäureblocker, Metformin, Pille, Schmerzmittel
- Stress
- Bewegungsmangel
- Magen-Darm-Infekte

langsam ab. So ähnlich können wir uns das auch im Darm vorstellen. Der Darm ist als Zentrum unserer Immunabwehr damit beschäftigt, Fremdstoffe abzuwehren. Gönnen wir ihm aber keine Verschnaufpause, weil wir ihn pausenlos oder mit entzündungsaktiven Lebensmitteln wie Zucker, Weizen und Kuhmilch füttern, kommt das Immunsystem aus der Puste. Pilze, Parasiten oder unerwünschte Bakterien machen sich breit, Giftstoffe werden gebildet, die Entzündung breitet sich aus, das Immunsystem kommt nicht hinterher – wie eine überforderte Feuerwehr, die zu viel Brandherde gleichzeitig nicht unter Kontrolle bekommt. Die Darmflora verändert sich, unerwünschte Bakterienarten nehmen überhand und provozieren die Entzündung weiter. Ein Teufelskreis!

Schauen wir wieder auf den Schnitt in den Finger. Der wird rot, heiß und dick. Das sind die Zeichen einer Entzündung. Blut und Lymphe strömen in das Bindegewebe und setzen den Heilungsprozess in Gang. Vergleichbar läuft die Reaktion im Darm ab. Auch hier sorgen Blut und Lymphflüssigkeit dafür, dass die Reparatur des Gewebes in Gang kommt. Wird der Darm nicht entlastet, wird die entzündliche Reaktion chronisch.

Der Darm schwimmt nicht frei im Bauch, sondern ist in Bindegewebe eingebettet. Darin verlaufen Nerven, Blut- und Lymphgefäße. Dieses bindegewebige Bett ist etwa in Höhe des Nabels an der Wirbelsäule fixiert und hat den schö-

nen Namen „Radix", Wurzel des Darms. Durch die chronische Entzündung strömt immer mehr Lymphflüssigkeit ins Gewebe ein, es einsteht ein Lymphstau, das Gewebe quillt auf und wird ödematös. Die Radix wird zum „Radixödem". Das kann als schmerzhafte Schwellung vom Arzt ertastet werden. Dass das Radixödem auch Rückwirkungen auf die Wirbelsäule hat, liegt auf der Hand. Wir haben es zu Beginn bei den Haltungsänderungen gesehen, die entstehen, wenn der Bauch größer wird. Sie erinnern sich: Wer Bauch hat, hat auch Rücken.

Ein paar Worte zur Lymphe, durch die das Radixödem entsteht. Neben dem Blutkreislauf haben wir einen zweiten wichtigen Flüssigkeitskreislauf im Körper, den Lymphkreislauf. Erinnern Sie sich an Ihre letzte Schürfwunde, die eine gelbliche Flüssigkeit absonderte? Das war Lymphflüssigkeit. Dort, wo die Blutgefäße nicht mehr hinkommen, versorgt die Lymphe Gewebe und Zellen mit Nährstoffen und schwemmt Abfallprodukte weg. In den Lymphknoten, den Kreuzungspunkten des Lymphgefäßnetzes, werden Krankheitserreger entsorgt, deshalb schwellen Lymphknoten bei Entzündungen an. Gut tasten kann man sie am Hals, unter den Achseln und in der Leistengegend. Ist der Lymphabfluss bei einer chronischen Entzündung gestört, kommt es zu einem Lymphstau oder Ödem. So entsteht das gerade erwähnte Radixödem im Bauch als ein untrügliches Zeichen für einen chronisch überlasteten Darm, der dringend Erholung braucht. Therapeutisch bringt man die Lymphe u. a. mit Lymphdrainagen wieder in Schwung. Für den Bauch gibt's dafür bei einer F.X. Mayr-Kur eine spezielle ärztliche Bauchbehandlung, die das Radixödem aufzulösen hilft. Bei der Wohlfühlkur in diesem Buch helfen die Entspannungsübungen für den Darm (Seite 104).

Ursachen des löchrigen Darms

Warum wird der Darm zum „Leaky Gut", warum wird er löchrig? Dafür müssen wir auf die Ebene der Zellen schauen. Die Zellen der Darmschleimhaut bilden, solange die Schleimhaut gesund ist, eine unüberwindliche Barriere. Bei einer chronischen Entzündung quillt das Gewebe auf, die Zellen verlieren den Kontakt zueinander, die Zellbarriere wird löchrig – mit fatalen Folgen. Giftstoffe können jetzt ungefiltert durchrutschen und der Körper versucht mit immer größerer Anstrengung, die Giftstoffe abzuwehren und die Lücken zu schließen. Durch die vermehrte Aktivität des Immunsystems erhöht sich auch die Gefahr für Autoimmunreaktionen. Das sind überschießende Immunreaktionen auf körpereigenes Gewebe, die sich in verschiedenen Organen abspielen können wie Schilddrüse (Hashimoto) oder Bauchspeicheldrüse (Diabetes Typ 1), im Nervensystem (Parkinson, Multiple Sklerose, Alzheimer) oder in den Gelenken (Arthritis). Auch im Darm selbst kann die chronische Entzündung Anstoß für weitere schwere Erkrankungen sein (Morbus Crohn, Colitis ulcerosa, Divertikulose, Krebs).

Zwei Ursachen für den löchrigen Darm sind sicher: Erstens können Zusatzstoffe in industriell hergestellten Lebensmitteln, Fertiggerichten, Soft- und Energy-Drinks chronische Entzündungsreaktionen im Darm auslösen. Zweitens wird der Darm durchlässig, weil wir ihn überlasten. Wir essen zu viel, zu oft, zu spät, zu schnell, zu schwer und zu sauer. Wer seinem Darm keine Pause gönnt und ihn zwischen den Hauptmahlzeiten Frühstück, Mittagessen und Abendessen mit Zwischenmahlzeiten traktiert, wer schlingt und nicht kaut, wer seinem Darm am Abend keine Ruhe gönnt, sondern das Abendessen zum Festessen macht und vor der Nachtruhe noch die Naschtruhe auspackt – der stresst seinen Darm. Umgekehrt und positiv formuliert: Wer die Tipps im folgenden Kapitel beherzigt und intelligent isst, der bekommt keinen löchrigen Darm – oder kann einen bereits löchrigen Darm regenerieren.

Schließlich noch das schöne Ergebnis einer US-amerikanischen Studie. Forscher konnten nach einer zweijährigen Untersuchung mit über 200 Studienteilnehmern berichten: Wer 10 bis 15 Prozent weniger Kalorien pro Tag zu sich nimmt, kann besser schlafen, ist entspannter, hat bessere Laune und mehr Lust auf Sex und Partnerschaft. Womit wir wieder beim Küssen wären. Wer viel küsst, verbraucht dabei Kalorien, stärkt sein Immunsystem und baut Stress ab. Aber das Wichtigste: Wer küsst, liebt und Liebe tut der Darmflora garantiert gut.

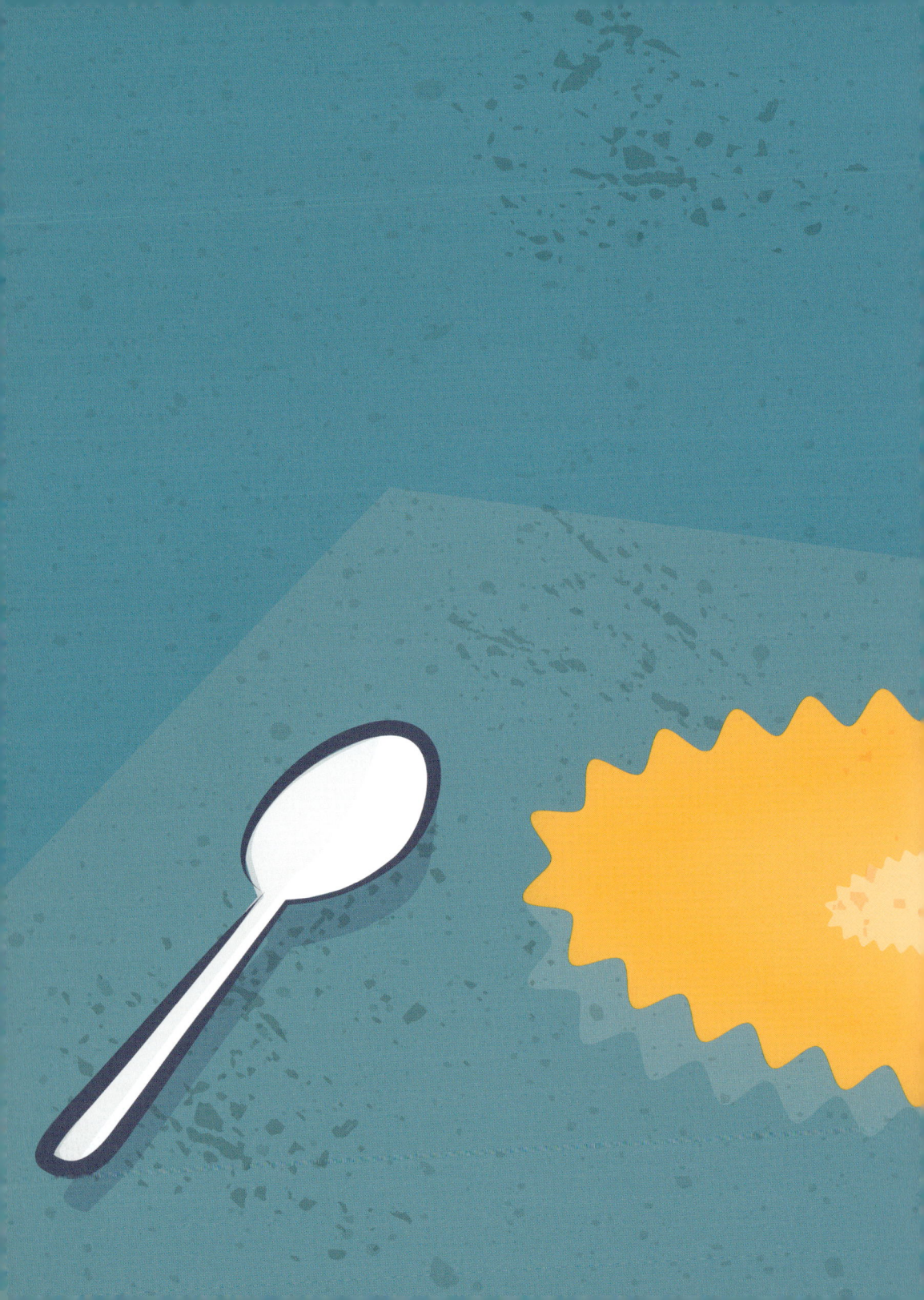

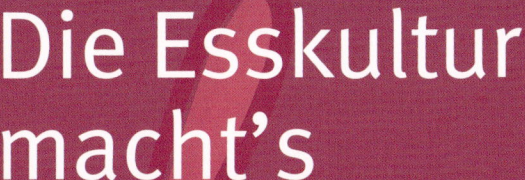

Die Esskultur macht's

Alle Welt spricht darüber, was wir essen sollen. Dabei ist es noch wichtiger, darüber zu sprechen, wie wir essen.

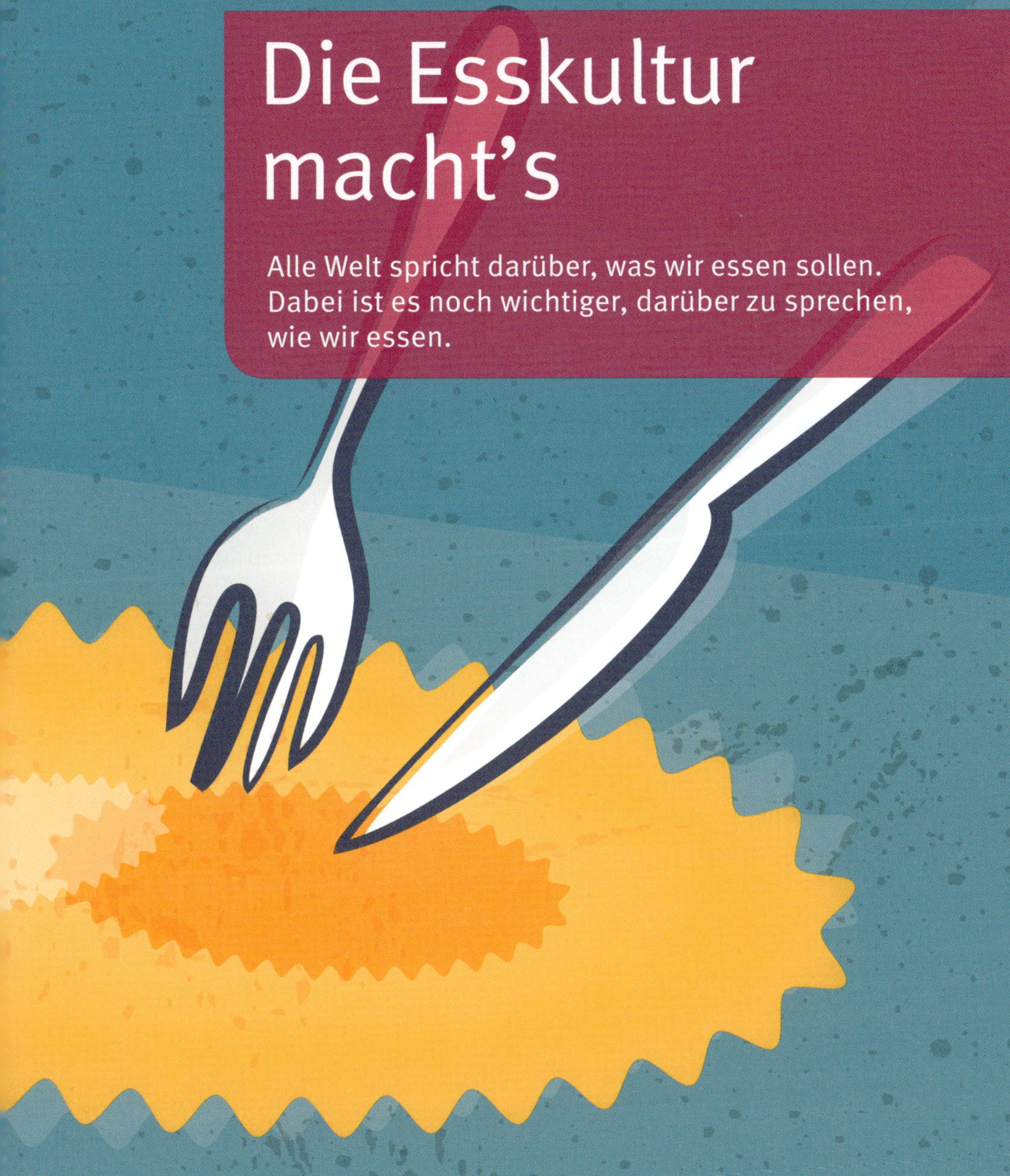

Wie wir essen

Was macht uns krank? Wir essen zu schnell, zu viel, zu oft, zu spät, zu schwer und zu sauer. Ändern Sie Ihre Esskultur und fühlen Sie sich rundum wohl.

Die folgende Szene aus einem Werbefilm für Magensäureblocker kennen Sie bestimmt: Ein Mann (es kann auch eine Frau sein) sitzt im Büro und hält sich den Bauch. Stress. Der Magen drückt. Die Speiseröhre steht in Flammen. Die Kollegen schauen besorgt. Da kommt auch schon die Feuerwehr in Gestalt eines Medikaments, das den Magen aufräumt, das gegen Völlegefühl und Sodbrennen sofortige Hilfe verspricht. Eine Pille wird eingeworfen – und schon lächelt die Welt.

Unser globalisierter Arbeitsalltag fordert pausenlose Leistung und räumt dabei mit einer guten Tradition auf: dem genussvollen Mittagessen. Viel ist bei uns inzwischen die Rede von „mediterraner Küche". Aber die mediterrane Esskultur stirbt aus. Das ausgiebige Mittagessen mit der Familie fand ursprünglich etwa ab 14 Uhr statt und dauerte mindestens eine Stunde. Heute undenkbar. Die anschließende Ruhezeit zog sich bis 17 oder sogar 18 Uhr. Deutsche Touristen standen in Städten des Mittelmeerraums ratlos vor geschlossenen Geschäften – Siesta.

Ein ausgiebiges Mittagessen ist ein für den Bauch guter Brauch, der leider schon fast ausgestorben ist, weil wir im Job rund um die Uhr verfügbar sein müssen. Immer mehr Berufstätige haben einen unregelmäßigen Tagesablauf. Der Kapitalismus hat die Mittagspause auf 30 Minuten zusammengestrichen – wenn überhaupt. Mitarbeiter schaufeln im Büro vor dem Bildschirm Essen aus Kunststoffboxen in sich hinein, statt sich eine erholsame Mittagspause zu gönnen. In Businesskreisen kursiert der Satz: „Mittagspause ist was für Weicheier." Er stammt aus dem Film „Wall Street"

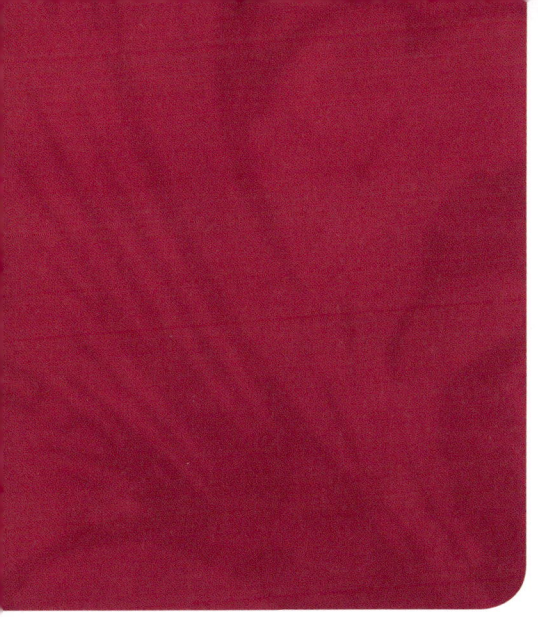

passt. Sie werden sich mögen, so wie Sie sind – und Ihre Darmflora wird Sie lieben! Dann können Sie auch mal über die Stränge schlagen, ganz ohne schlechtes Gewissen … dazu am Ende des Kapitels eine kleine Geschichte als Nachschlag.

Wir essen zu schnell

Schön, dass Sie sich die Zeit nehmen, dieses Buch zu lesen. Wir haben ja alle keine Zeit mehr und können es uns schon gar nicht leisten, Zeit mit Genuss zu vertrödeln! Deshalb muss für den Hunger zwischendurch ein schneller Imbiss oder Snack her, möglichst „To go", im Gehen. Wobei ich mit dem Wort Hunger für den Dauerappetit wohlgenährter Wohlstandsmenschen so mein Problem habe. Aber der Wohlstandshunger und seine Futterstellen sind allgegenwärtig. In den Fußgängerzonen unserer Städte gibt es kaum einen Meter essensfreie Zone. Alles schlingt und trinkt und hastet. Blickt gestresst auf das Smartphone. Ohne ein Lächeln.

Das schnelle Essen ist eine Erfindung der Stadt. Imbiss und Snack, Currywurst und „Fish and Chips" sind Kreationen für Menschen, denen der Zeitdruck im Nacken sitzt. Der Genuss geht dabei flöten. Wer möchte schon freiwillig die entspannte Atmosphäre eines Wiener Kaffeehauses mit „Coffee to stay" gegen das zweifelhafte Vergnügen eintauschen, mit einem Kaffeebecher aus Pappe durch den Straßenverkehr zu hetzen?

von Oliver Stone – und ist schlichtweg Unsinn. Pausen, verbunden mit einem kurzen Spaziergang, sind wichtig für Kreativität, Produktivität und für die Gesundheit der Mitarbeiter.

Wer sich beim Essen Zeit nimmt, wer das Essen genießt (und gut kaut), der wird nicht unter Beschwerden nach dem Essen leiden. Der braucht keine Feuerwehr in Tablettenform. Die Zutaten für beschwerdefreies Essen lauten: Nicht zu schnell, nicht zu viel, nicht zu oft, nicht zu spät, nicht zu schwer und nicht zu sauer. Probieren Sie es aus. Wenn Sie eine solche Esskultur etablieren können, brauchen Sie sich nie wieder mit einer Diät herumzuschlagen – versprochen! Ihr Gewicht pendelt sich auf Ihren individuellen Idealwert ein, ohne dass Sie Kalorien zählen oder Abnehmpulver zufüttern müssen. Ihr Bauch bekommt die Form, die zu ihm

Wer hetzt uns? Würden Sie sich als gesunder Mensch ein „Pipi to go" umschnallen, weil Sie die Zeit auf der Toilette einsparen wollen? Aber mit Wasserflasche oder einem Sandwich laufen wir durch die Straße, nur um keine Zeit zu verlieren? Wir stehen ganz schön unter Druck, wenn wir uns für die leckerste Sache der Welt, Essen und Trinken, keine Zeit mehr nehmen können. Wer hetzt Sie?

Schnell und langsam essen – was passiert?

Wer das Essen hektisch hinunterschlingt kennt die bekannten Fast-Food-Effekte: Der Genuss geht flöten, der Bauch rumort, die Verdauung rebelliert, nach einer Stunde ist der „Hunger" wieder da, nachts wird der Schlaf unruhig, tagsüber sinkt die Leistungsfähigkeit, Gewicht, Blutdruck und Blutfette steigen. Wir bekommen Sodbrennen, Aufstoßen, Verstopfung oder Durchfall. Dafür verantwortlich sind nicht nur pappige Burger und schlaffe Pommes aus einer Substanz, die mit Kartoffeln so viel zu tun hat wie ein Blatt Papier mit einem Baum; es ist vor allem das viel zu schnelle Essen. Gerade mal zehn Minuten nehmen sich viele Menschen fürs Mittagessen Zeit. Es sollten mindestens 30 Minuten sein.

Wer langsam isst, mit kleinen Bissen und Genusspausen, nimmt weniger Kalorien zu sich als jemand, der das Essen hinunterschlingt. Zwischen acht und

zehn Prozent wird die Kalorienaufnahme allein durch eine veränderte Essgeschwindigkeit reduziert, ohne dass die Leistungsfähigkeit darunter leidet.

Wie ist das zu erklären? Wie alles im menschlichen Körper ist auch die Sättigung ein ziemlich komplexes Geschehen, das wir uns in etwa so vorstellen können: Den ersten Sättigungsimpuls löst das Kauen aus (auch Kaugummikauen kann den Appetit vorübergehend vertreiben). Kommt das gut gekaute Essen im Magen an, informiert der das Gehirn: Ich dehne mich aus! Chemorezeptoren in Darm und Leber registrieren, wie die Nahrung zusammengesetzt ist. Sättigungshormone, darunter die beiden Zungenbrecher Cholezystokinin und Oxyntomodulin im Dünndarm und Leptin in den Fettzellen werden ausgeschüttet. Die Zuckerkonzentration im Blut steigt, die Bauchspeicheldrüse setzt Insulin frei. Sobald eine Sättigungsschwelle überschritten ist, reagieren Kopf- und Bauchhirn mit der Ausschüttung von appetitzügelnden Substanzen. Die bekannteste ist Serotonin, das Glückshormon, das nicht nur Angst, Aggressivität und Kummer dämpft, sondern auch das Hungergefühl. Liebe geht wirklich durch den Magen. Allerdings sind viele Fragen in diesem Sättigungsmodell noch offen – z. B. die naheliegende: Wenn Fettzellen das Hormon Leptin ausschütten, das „Ich bin satt" signalisiert, warum sind Menschen mit vielen Fettzellen dann nicht schneller satt?

Eine Antwort lautet: Weil es noch andere wichtige Mitspieler gibt, die mitentscheiden, was uns wann und wie satt macht, nämlich unsere Darmbakterien. Zum Beispiel die Kollegen aus der bekannten Familie der Escherichia coli, die klassischen Dickdarmbakterien. Sie produzieren einen Proteincocktail, der die Freisetzung von Sättigungshormonen im Darm stimuliert. Im Labor funktioniert das jedenfalls bei Mäusen. Wessen Darmflora nicht intakt ist, der hat auch ein Problem mit dem Sattwerden. Anders ausgedrückt: Dysbakterie, die Störung der Darmflora, kann dick machen.

Sicher ist, auch ohne Labordiagnostik und erprobt im richtigen Leben: Wer langsam isst, wird mit weniger satt. Wer schnell isst, isst schnell zu viel. Denn erst ca. 20 Minuten nach dem ersten Bissen registrieren wir Sättigung, egal ob wir schnell oder langsam essen. Wer schlingt, isst also mehr als der, der langsam isst. Das mag in Zeiten ganz sinnvoll gewesen sein, als wir nur mit einem Lendenschurz bekleidet durch die Gegend wilderten und nie wussten, wann es wieder etwas zu essen gibt. Damals war es ganz vernünftig, so schnell wie möglich so viele Kalorien wie möglich in sich hineinzuschaufeln. Die konnte man vor 500 oder 1000 oder mehr Jahren auch locker verbrennen. Schließlich waren unsere Vorfahren bevorzugt zu Fuß unterwegs. Heute sind die Folgen des Schlingens zunächst ein überlasteter Magen, ein erschöpfter Darm und zu viel Gewicht. Als Nächstes kommen chronische Krankheiten dazu wie Diabetes mellitus, Herz-Kreislauf-Erkrankungen, rheumatische Erkrankungen und viele andere, die wir heute der Überernährung zuschreiben.

Nehmen Sie sich Zeit

Lassen Sie sich nicht hetzen. Nehmen Sie sich „Mahl"-Zeit, und zwar bei jeder Mahlzeit. Das Wort „Mahlzeit" bedeutet ja nichts anderes, als dass wir uns fürs Kauen (= Mahlen) Zeit nehmen sollen. Oder, alt und bewährt: Gut gekaut ist halb verdaut. Stimmt! In den USA, genauer in Texas, wird den Kindern beigebracht: Kaue jeden Bissen eines Rindersteaks, also eines besonders schwer verdaulichen Fleischstücks, im Rhythmus des Happy-Birthday-Songs und wiederhole die Strophe zwei Mal. Singen und kauen Sie es nach: Happy Birthday to you, happy Birthday to you … Das ergibt rund 60-maliges Kauen auf einen Bissen! Magen und Darm freuen sich über ein richtig gut vorverdautes Stück Steak.

Ja, die Verdauung beginnt im Mund. Jeden Bissen Brot, Fleisch, Fisch oder Gemüse sollten Sie 30–50-mal kauen, bevor Sie ihn schlucken. Dann können die Verdauungsenzyme im Speichel gründlich wirken. Sie merken früher, wann Sie satt sind, und essen weniger. Denn der Körper sagt rechtzeitig stopp. Wer langsam isst, nimmt automatisch ab. 30 Minuten sollte eine Mahlzeit dauern, 30-mal sollten Sie jeden Bissen kauen. Trinken Sie vor oder nach dem Essen, aber möglichst nicht zum Essen. Der Grund: Die Bissen werden sonst hinuntergespült, bevor sie gut zerkaut sind.

Machen Sie doch mal folgenden Test. Jeder kennt den Chipstüteneffekt. Das Abendessen ist schnell hinuntergeschlungen, wir lümmeln uns aufs Sofa und greifen nach der Chipstüte. Mechanisch schaufelt der vom Fernsehprogramm betäubte Mensch eine Handvoll dieser verführerisch nach gerösteten Kartoffeln schmeckenden Scheiben nach der anderen in sich hinein. In dieser Versuchsanordnung ist die Tüte am selben Abend mit Sicherheit leer. Nach wenigen Minuten.

Nun variieren wir die Szene. Die Chips bleiben, der Fernseher bleibt aus. Sie nehmen keine Handvoll Chips mehr in den Mund, sondern jeden Chip einzeln. Ja, jeden Chip einzeln. Sie kauen ihn gründlich, versuchen, an die 30 Mal heranzukommen. Chip für Chip, betrachten Form und Farbe, riechen das leicht fettige, mit Gewürzen versetzte Aroma, spüren mit der Zunge der Textur nach, raten, was für eine Geschmacksnote sich die Lebensmittelchemiker haben einfallen lassen, lauschen dem knackend-knisternden Geräusch, das mit jeder Kaubewegung abnimmt. Sie hören auf zu essen, wenn Sie satt sind. Schaffen Sie die Tüte? Ich bin überzeugt, Sie schaffen sie nicht. Es sei denn, Sie hätten sich vorgenommen, mich um jeden Preis zu widerlegen.

Was ist das Besondere an dieser Versuchsanordnung? Das Essen steht im Mittelpunkt, es ist nicht Nebensache. Sie lassen sich Zeit. Sie sehen, riechen, schmecken. Keiner hetzt Sie. Sie spüren, wenn Sie satt sind, und hören dann auf zu essen. Sie genießen.

Tipp: Legen Sie das Besteck ab

Eine Patientin, die bei mir eine F.X. Mayr-Kur durchführte, beobachtete ihre Familie beim Frühstück und zählte heimlich mit, wie oft jeder Bissen gekaut wurde: Die 6-jährige Tochter ließ sich Zeit und kam locker auf mehr als 30-mal, der 12-jährige Sohn auf etwa 20-mal, der Ehemann, immer in Eile, kaute jeden Bissen rund fünfmal, ein echter Schlinger. Kinder trödeln? Beim Kauen haben sie damit recht!

Die gute Nachricht: Sie können gutes Kauen wieder lernen. Erstens, indem Sie mitzählen, und zweitens mit einem ganz einfachen Trick: Legen Sie das Besteck nach jedem Bissen, den Sie in den Mund genommen haben, aus der Hand. Nicht gleich wieder Essen auf Löffel oder Gabel schaufeln. Besteck zur Seite legen. Ruhe bewahren. Kauen. Zählen. Genießen. Kauen. Zählen. Genießen. Kauen …

Wir essen zu viel

Ab wann ist es zu viel? Eigentlich ist es ganz einfach: Wer mehr Kalorien aufnimmt (Essen und Trinken), als er verbraucht (Bewegung), wird übergewichtig. Aber was ist eigentlich Übergewicht? Hier wird es schon komplizierter.

Das richtige Maß

Die bekannteste Methode zur Ermittlung von Übergewicht ist der Body-Mass-Index (BMI), bei dem Körpergröße und Körpergewicht in Beziehung gesetzt werden. Die Berechnung ist nicht ganz einfach, deshalb gibt es entsprechende Apps, die einem die Rechenarbeit abnehmen. Wer einen höheren Wert als 25 errechnet, gilt als übergewichtig, so die Definition. Die Verwendung des BMI ist umstritten, denn z. B. hat ein Sportler mit viel Muskelmasse auch einen zu hohen BMI, deshalb ist er aber nicht übergewichtig.

Bessere Ergebnisse liefert das Taille-zu-Größe-Maß. Die Messung ist einfach durchzuführen und lässt Rückschlüsse auf den gesundheitlich bedenklichen Bauchfettanteil zu. Gemessen werden die Körpergröße und der Taillenumfang, dann wird der Taillenumfang durch die Körpergröße geteilt. Der Grenzwert liegt bei 0,5. Zu einer Körpergröße von 180 cm würde also ein Taillenumfang von 90 cm passen. Anders ausgedrückt: Der Taillenumfang sollte maximal die Hälfte der Körpergröße betragen. Jetzt können Sie selbst nachmessen. Die Taille ist übrigens die schmalste Stelle zwischen Hüfte und Brustkorb.

Was bei allen Maßen und Methoden zu kurz kommt, ist der individuelle Idealwert. Die Medizin versucht zwar, jeden Menschen möglichst individuell zu behandeln. Für Sie selbst ist aber Folgendes entscheidend: Wenn Sie sich selbst mögen und sich mit Ihrem Körpergewicht so richtig pudelwohl fühlen, gibt es keinen Grund, etwas zu ändern. Ärzte behandeln keine Mess- oder Laborwerte, sondern Menschen.

Warum essen wir zu viel?

Natürlich hat sich auch die Psychologie mit der Frage beschäftigt, warum wir so gerne zu viel essen. Wissenschaftlich erforscht wurde z. B., dass ein gut gefülltes Buffet zum Zu-viel-Essen verführt. Gut, dazu hätte ich keine Wissenschaft gebraucht. Interessant ist aber eine Untersuchung der Cornell University, USA, in der herausgefunden wurde, dass der optische Eindruck das Sättigungsgefühl stärker bestimmt als die Magenfüllung. Wir müssen unbedingt unseren Teller leer essen, könnte man das Ergebnis zusammenfassen; zumindest müssen wir sehen, dass sich der Teller deutlich geleert hat, bevor wir aufhören zu essen – ganz egal, wie große die Portion war. Wer lässt schon gerne im Restaurant etwas zurückgehen? Wenns doch schmeckt und bezahlt wird! Es gibt schließlich keinen Rabatt fürs Nichtaufessen.

Der „Iss-deinen-Teller-leer"-Reflex kommt einem sehr bekannt vor. Hat schon wieder alles in der Kindheit begonnen? Vieles spricht dafür. Kinder, die beim Essen gegängelt werden, entwickeln eine gestörte Beziehung zum Essen. Geht es zu Hause mehr um Diäten als um Genuss, wird das Essen zur „Qualzeit" statt zur Mahlzeit. Unter Stress kann niemand entspannt essen. Beschwörungsformeln wie „das musst du essen, das ist gesund" schaffen höchstens eines: Die Lust aufs Essen vergeht.

Essen mit Genuss

Wer für sich selbst Essen als Genuss entdeckt hat, der wird den Kindern Genuss ganz selbstverständlich vermitteln, indem er genießt. Indem er isst und nicht frisst. Wenn Sie sich selbst vertrauen, dann können Sie das auch Ihrem Kind zutrauen: dass es Appetit auf das richtige hat; dass es weiß, wann es satt ist; dass es groß und stark wird und erfolgreich und schlau, ohne dass es zum Essen gezwungen oder verführt werden muss. Die Esskultur, die Sie Ihren Kindern vorleben, leben die Kinder nach. Es mag Eltern überraschen, aber Kinder wissen sehr gut, woran sie sich orientieren wollen: an ihren Eltern.

Im Zusammenhang mit der zunehmenden Fettleibigkeit der Bevölkerung kommt neben Bewegungsmangel immer wieder der Zucker ins Spiel. Dass Limonaden und Schokoriegel keine reguläre Mahlzeit sind, darf als bekannt voraus-

gesetzt werden. Trügerisch wird die Sache dann, wenn wir glauben, Obst- und Gemüsesäfte seien gesund. Dummerweise wird Fruchtzucker (Fruktose) viel schneller in Körperfett umgewandelt als Traubenzucker (Glukose). Mehr als ein kleines Glas Obst- oder Gemüsesaft am Tag ist definitiv zu viel. Und Softdrinks, die jede Menge Fruktose enthalten, sind keine Durstlöscher, sondern das beste Mittel zur Verfettung. Der ideale Durstlöscher ist Wasser. Stilles Wasser.

Wie können wir weniger essen?

Der Teller-leer-essen-Reflex mag ein archaisches Relikt sein, um für Notfälle Vorsorge zu treffen. Fettzellen sind eine durchaus sinnvolle Einrichtung, wenn ich nicht weiß, wann ich wieder zu essen bekomme. Inzwischen haben wir aber die ein oder andere evolutionäre Errungenschaft

---

Tipp: kleine Teller und Süßes in den Schrank

Das Auge isst mit. Je kleiner der Teller, desto weniger essen wir. Die Portion bleibt klein und trotzdem haben wir das Gefühl, den Teller leer gegessen zu haben. Das macht satt.
Lassen Sie Kekse und Schokolade nicht offen herumstehen. Stellen Sie Süßes in den Schrank. Was wir nicht sehen, verführt uns nicht zum Essen.

entwickelt: Wochen- und Supermärkte sowie Kühlschränke. Die erlauben uns, Lebensmittel frisch zu kaufen und aufzubewahren. Wir müssen nicht gleich alles aufessen, was wir erbeutet haben. Aber genau das ist ja das Problem!, könnten Sie jetzt einwenden, immer ist alles verfügbar. Ich muss nicht mehr unfreiwillig fasten wie meine Vorfahren, wir haben keinen Hunger mehr, wir haben ständig Appetit. Ich kann essen wann, was und wo ich will.

Erinnern Sie sich noch an Ihre Kleinkindpubertät? Nein? Das ist die Zeit zwischen dem etwa 18. Lebensmonat und dem Kindergartenalter, wenn das „Nein"-Sagen erprobt wird. Die Fähigkeit, Nein zu sagen, ist deshalb eine der interessantesten menschlichen Eigenschaften, weil es Selbstbestimmung definiert und Selbstachtung ausdrückt. Mein Chef wünscht schon wieder Überstunden? Nein! Der Nachbar nervt wieder? Nein! Ich brauche unbedingt das neue Smartphone, das schon alle haben? Nein! Ich muss meinen Teller leer essen? Nein! Sind wir nicht alle ein bisschen zu sehr Ja-Sager? Von Jean-Jacques Rousseau ist der Satz überliefert: „Die Freiheit des Menschen liegt nicht darin, dass er tun kann, was er will, sondern darin, dass er nicht tun muss, was er nicht will." Beim Essen bedeutet Nein-Sagen: Wir fühlen uns wohl, sobald wir satt sind, mehr muss nicht sein. Nicht ganz unwichtig dabei: Wir schonen unseren Geldbeutel. Denn wer isst statt frisst, spart bares Geld. Weil er mit weniger satt ist.

Aber wann bin ich wirklich satt?

Mit ein bisschen Übung spürt man das Satt-Sein wieder. Ja, Satt-Sein kann man wieder lernen. Der Schlüssel dafür: langsam essen. Lassen Sie sich Zeit. Bissen für Bissen. Die Bissen sollten möglichst klein sein. Legen Sie nach jedem Bissen das Besteck ab und kauen Sie langsam und mit Genuss. Schmecken Sie. Je intensiver Sie kauen, desto eher werden Sie spüren, wenn Sie satt sind. Genau dann hören Sie auf zu essen, egal, ob noch was auf dem Teller liegt oder nicht. Denn satter als satt geht nicht.

Sie können sich auch satt trinken. Satt trinken? Ja, Sie können die Essmenge dadurch reduzieren, dass Sie vor dem Essen zwei Glas Wasser ohne Kohlensäure trinken (Kohlensäure bläht und Blähungen braucht kein Mensch). Der Appetit wird kleiner, Sie sind schneller satt und sparen sich zu viele Kalorien. Wasser oder Tee sind auch erprobte Mittel gegen den kleinen Heißhunger zwischendurch.

Heißhunger kann übrigens ein Hinweis darauf sein, dass Ihnen etwas fehlt, Hormone zum Beispiel. Ursache für ein ständiges Verlangen nach Lakritze könnte ein Estradiolmangel sein, Butter lässt auf einen niedrigen Estriolspiegel schließen, Schokolade und Gurken auf einen Progesteronmangel. Bei Heißhunger auf Süßes oder Salziges könnten die Nebennieren mit Cortisolmangel in den Seilen hängen. Gehäuft auftretender Heißhunger kann aber auch ein Symptom der

Zuckerkrankheit Diabetes mellitus sein, also ab zum Arzt.

Bewegung hilft

Zurück zum Thema: Wie war noch gleich die Definition von „zu viel"? Mehr Kalorien aufzunehmen (Essen und Trinken) als zu verbrauchen (Bewegung). Wir kommen also bei diesem Thema nicht darum herum, uns zu bewegen.

Bewegung ist keine Frage von Höchstleistungen. Sie müssen keinen Marathon laufen und das Wort Sport kommt hier gar nicht vor. Das Geheimnis körperlicher Fitness liegt in der richtigen Balance zwischen Belastung und Entlastung, zwischen Anspannung und Entspannung. Ich persönlich praktiziere gerne Yoga, weil es für mich die ideale Mischung aus Anspannung und Entspannung ist. Im Übrigen tut Bewegung dann gut, wenn wir sie regelmäßig und in Maßen betreiben. Wenn wir uns nicht überfordern. Wenn wir beim Joggen noch lächeln können, dann ist es gut. Mehr dazu erfahren Sie im Kapitel „Bewegung und Entspannung gehören dazu (Seite 110)".

Wir essen zu oft

Walter Bruening starb im April 2011 mit 114 Jahren. Damals war er der älteste Mann der Welt. Der US-Amerikaner Bruening war davon überzeugt, dass sein hohes Alter darauf zurückzuführen war,

dass er in den letzten 30 bis 40 Jahren seines Lebens nur zwei Mahlzeiten täglich zu sich genommen hatte: „Du gewöhnst dich daran, abends nichts zu essen, und stellst fest, wie gut du dich fühlst. Wenn du den Leuten nur vermitteln könntest, nicht so verflixt viel zu essen."

Effekte des Nicht-Essens

Sollten uns weniger Mahlzeiten fitter machen? Vieles spricht dafür. Der Biologe Mark Mattson vom National Institute on Aging Baltimore empfiehlt 16 Stunden am Tag ohne Nahrung. Dieses Intervallfasten sei ein bewährtes Mittel gegen Adipositas, Diabestes Typ 2, Herz-Kreislauf-Erkrankungen, chronische Entzündungen und womöglich gegen Krebs. Was für Krebspatienten wirklich spannend ist: Immer mehr Untersuchungen zeigen, dass Fasten vor und nach einer Chemotherapie deren Nebenwirkungen praktisch auf null reduziert. Fasten (z. B. drei Tage vor, während und einen Tag nach der Chemotherapie) scheint für gesunde Zellen einen schützenden Effekt zu haben, nicht aber für Krebszellen.

Eine Untersuchung der Berliner Charité zeigt, dass sich die Lebensqualität von Patienten mit Multipler Sklerose durch Fasten deutlich verbessert. Die Ergebnisse deuten auch darauf hin, dass sich die schützende Myelinschicht um die Nervenfasern, die bei MS-Patienten vom eigenen Immunsystem angegriffen wird, regenerieren kann. Diese und ähnliche Befunde weisen alle in die gleiche Richtung: Nicht Essen, sondern Nicht-Essen fördert die Regeneration und Reparatur der Zellen, stoppt Übersäuerung und bremst Entzündungsreaktionen aus. Allein das regelmäßige Intervallfasten mit einer Esspause von 12 bis 14 Stunden zwischen Abendessen und Frühstück wäre für viele chronische Oft- und Spätesser schon ein großer Gewinn.

Der Biologe Satchi Panda vom Salk Institute for Biological Studies in Kalifornien hat erforscht, dass ständige Zwischenmahlzeiten die biologischen Uhren im Körper durcheinanderbringen. Er vereinbarte mit übergewichtigen Daueressern, die Nahrungsaufnahme auf 10 Stunden am Tag zu beschränken. Die Teilnehmer nahmen ab. Ohne Kalorienzählen. Der Zuckerstoffwechsel verbessert sind, Diabetes Typ 2 könnte damit vorgebeugt werden.

Essen zur richtigen Zeit

Was hat es mit den biologischen Uhren auf sich? Unser Körper ist ein rhythmisches System. Unser bekanntester Taktgeber ist der Tag-Nacht-Rhythmus. Bis in die kleinste Zelle sind Forscher inzwischen biologischen Uhren auf der Spur, die unseren Stoffwechsel regeln. Wir wissen, dass die Ausschüttung von Hormonen einer Zeittaktung unterliegt. Das Schlafhormon Melatonin, das u. a. im Darm gebildet wird, unterliegt einem sol-chen Tag-Nacht-Rhythmus: In der Nacht steigt die Melatoninkonzentration an und erreicht gegen 3 Uhr ihren Höhepunkt. Das Stresshormon Cortisol wiederum hat am Morgen, zwei Stunden nach dem Aufstehen, seinen Höchstwert, damit wir fit in den Tag starten. Regelmäßiger und erholsamer Schlaf ist eine wichtige Grundlage der Gesundheit. Die zweite wichtige Grundlage ist der Essrhythmus.

„Eine Mahlzeit zur falschen Zeit kann die inneren Uhren deutlich verstellen", stellt der Molekularbiologe Michael Hottinger von der Universität Zürich fest. Er vermutet direkte Verbindungen zwischen dem Leberstoffwechsel und den inneren Uhren anderer Organe. Seine Empfehlung lautet: Frühstücke wie ein Kaiser, iss zu Mittag wie ein König und zu Abend wie ein Bettler. Zahlreiche andere Forschungen konnten belegen, dass der Rhythmus der biologischen Uhren durch einen klar definierten Essrhythmus unterstützt wird. Zusammenfassend könnte man sagen: Wir optimieren unsere zelluläre und körperliche Fitness mit einem optimalen Schlaf- und Essrhythmus.

Vielleicht liegt die traditionelle chinesische Medizin gar nicht so falsch, wenn sie eine „Organuhr" postuliert. Organen und Organsystemen werden bestimmte Tageszeiten zugeordnet mit der Vorstellung, dass deren Aktivität dann am höchsten ist. Für den Verdauungstrakt finden wir folgende Uhrzeiten: Dickdarm 5–7 Uhr, Magen 7–9 Uhr, Dünndarm

13–15 Uhr. Frühstück und Mittagessen als Hauptmahlzeiten passen also auch aus fernöstlicher Sicht in unser Stoffwechselsystem.

Finger weg von Pausensnacks

Es braucht keine Zwischenmahlzeiten. Obst und „Pausensnacks" für zwischendurch haben nur zwei Effekte: Die Profite der Hersteller nehmen zu – und unser Körpergewicht. Drei Mahlzeiten am Tag sind genau richtig: Frühstück, Mittagessen, Abendessen. Dabei sollte das Abendessen die kleinste Mahlzeit sein, die nach einem kräftigen Mittagessen mit drei oder vier Gängen auch ganz ausfallen kann. Sie befürchten, dass Sie nach einem guten Mittagessen zu müde für die Arbeit sind? Das ist eine Frage der Gewöhnung. Ihr Körper passt sich gerne einem Rhythmus an, der ihm guttut. Nach kurzer Zeit sind und bleiben Sie auch nachmittags fit.

Zwischen Frühstück und Mittagessen und zwischen Mittagessen und Abendessen sollten jeweils etwa vier bis fünf Stunden Pause liegen. Warum? Weil wir unserem Darm so die Chance geben, in Ruhe zu verdauen und sich nach der Verdauungsarbeit zu säubern und zu entspannen. Denn er macht einen anstrengenden Job und hat das Recht auf Ruhezeiten. Vor allem nachts: Zwischen dem leichten Abendessen und dem Frühstück sollten Sie Ihrem Darm mindestens 12 Stunden Pause gönnen. Gerne aber auch mehr, Sie erinnern sich an Walter Bruening? Seine Variante mit zwei Mahlzeiten am Tag ist durchaus empfehlenswert. Der Körper dankt es mit viel Energie und einem erholsamen Schlaf. Für das Auslassen des Abendessens haben amerikanische Marketingexperten den Begriff „Dinner cancelling" erfunden. Viel charmanter textete der legendäre Kabarettist Wolfgang Neuss (1923–1989): „Heut' mach ich mir kein Abendbrot, heut' mach ich mir Gedanken."

Tipp: Timing

Frühstücke wie ein Kaiser, iss zu Mittag wie ein König und zu Abend wie ein Bettler – ohne Zwischenmahlzeiten! So schonen Sie Magen und Darm und fördern Ihren Schlaf. Das richtige Timing beim Essen sollte so aussehen:

- Kraftvolles Frühstück und Mittagessen.
- Essen Sie sich richtig satt.
- Am Abend die kleinste Mahlzeit. Nach einem kräftigen Mittagessen können Sie, wenn Sie keinen Hunger mehr haben, das Abendessen auch ganz ausfallen lassen.
- 4–5 Stunden Pause zwischen den Mahlzeiten. Mindestens 12–14 Stunden zwischen Abendessen und Frühstück.

Wir essen zu spät

Für viele ist das Abendessen die größte Mahlzeit des Tages, weil das Essen mit der Familie so am besten in den Arbeitsalltag integriert werden kann. Die Arbeit fordert das. Unser Lebensrhythmus wird inzwischen weitgehend von der Ökonomie bestimmt. Dabei sollten bei der Organisation des Alltags unsere gesundheitlichen Bedürfnisse oberste Priorität haben. Davon sind wir weit entfernt. „Die größte aller Torheiten ist, seine Gesundheit aufzuopfern, für was es auch sei." Dem Satz des Philosophen Arthur Schopenhauer (1788–1860) ist nichts hinzuzufügen.

Keine Frage, das gemeinsame Abendessen mit der Familie ist der Höhepunkt des Tages. Was gibt's Neues? Wie war dein Tag? Endlich analoge Kommunikation außerhalb digitaler Medien. Anders gesagt: Wir sprechen miteinander, wir beraten uns, wir trösten uns, wir genießen uns, wir lachen zusammen. Die Handys schweigen, alle Bildschirme sind dunkel.

Das geht alles auch mit einem kleinen und leichten Abendessen. Um sich zu begegnen, braucht es kein Abendfressen. Werden Sie von Freunden zum abendlichem Festessen eingeladen, dann schlemmen Sie natürlich mit. Am nächsten Tag gönnen Sie Ihrem Bauch dann wieder die verdiente Erholung mit einem gemüsebetonten basischen Speiseplan.

Folgen des späten Essens

Bis 19 Uhr sollte das Abendessen beendet sein. Was passiert, wenn wir zu spät essen? Der bekannteste Effekt: Wir schlafen schlecht. Als Ursache wird angenommen, dass eine hohe Insulinausschüttung durch das abendliche Schlemmen die Produktion von Melatonin hemmt. Melatonin organisiert unseren Schlaf-wach-Rhythmus und spielt eine entscheidende Rolle bei der Taktung unserer inneren Uhren. Wird die Melatoninproduktion gestört, ist der Schlaf gestört. Ist der Schlaf gestört, dann geht das nicht nur an die Nerven, Schlafmangel ist auch ein großer Risikofaktor für chronische Entzündungen. Eine andere interessante Theorie führt Übergewicht auf Schlafmangel zurück. Bei Schlafmangel wird vermehrt Ghrelin von der Magenschleimhaut und der Bauchspeicheldrüse produziert – ein Hormon, das den Appetit anregt. Wer dagegen schläft, kann nicht essen.

Bei Menschen mit Burnout erlebe ich praktisch immer folgende Kombination: Sie schlafen schlecht, haben keinen Essrhythmus mehr oder hatten nie einen. Das Leben ist aus dem Takt geraten. Sie wollen allen und allem gerecht werden – und vergessen sich selbst dabei. Wenn ich Sie bitte, schnell ganz spontan eine Liste der fünf wichtigsten Menschen in Ihrem Leben zu erstellen, fehlen Sie selbst auf dieser Liste mit Sicherheit. Dabei sollten Sie auf Platz eins stehen mit Ihren Wünschen und Ihren Bedürfnissen.

Eine wichtige therapeutische Maßnahme bei Burnout ist es – neben psychologischer und medikamentöser Therapie –, wieder einen klassischen Essrhythmus zu etablieren: drei Mahlzeiten, keine Zwischenmahlzeiten und das Abendessen als kleinste und leichteste Mahlzeit des Tages. Allein dadurch verbessert sich das Allgemeinbefinden erheblich. Zusätzlich bringt die ärztliche Bauchbehandlung während der F.X. Mayr-Kur in der Praxis die Atmung wieder in Schwung, die bei Patienten mit Burnout nicht mehr tief, entspannt und fließend ist. Für zu Hause empfehle ich Entspannungsübungen für den Darm, die ich Ihnen in diesem Buch auf Seite 97 und ab Seite 104 vorstelle.

Probieren Sie es aus

Machen Sie den Test und lassen Sie nach einem ausgiebigen Frühstück und einem etwas späteren Mittagessen gegen 15–16 Uhr das Abendessen ausfallen. Streichen Sie auch den abendlichen „TV-Nachtisch" wie Chips oder Naschereien. Gönnen Sie sich, wenn der kleine Hunger kommt, eine Tasse Kräutertee oder trinken Sie ein Glas Wasser mit einem Teelöffel Basenpulver (Seite 91). Ihr Bauch wird sich entspannen und Sie werden besser schlafen. Partner von Schnarchern werden das vertraute, schlaf- und nervenraubende Geräusch plötzlich vermissen ... oder auch nicht?

Was passiert außerdem noch, wenn wir zu spät essen? Ein hoher Insulinspiegel führt zu einem Mangel des Wachstumshormons Somatotropin, das vor allem nachts ausgeschüttet wird. Somatotropin-Mangel hat beim Erwachsenen drei unschöne Folgen: vermehrte Fettablagerung, weniger Muskelmasse, geringere Knochendichte. Wer am Abend weniger isst, kann das vermeiden.

Abends keine Rohkost und wenig Eiweiß

Das Abendessen soll die kleinste und leichteste Mahlzeit sein und frei von Rohkost. Keine Rohkost am Abend? Sind Salat und Obst nicht so gesund? Ja, aber nicht am Abend. Denn dann ist Rohkost zu schwer verdaulich. Ab dem frühen Abend braucht der Darm Zeit zur Regeneration, er hat ja noch andere wichtige Aufgaben wie z. B. die Immunabwehr. Die Verdauungsleistung nimmt abends ab. Je schwerer verdaulich das Abendessen ist, desto länger verweilt es im Darm. Was passiert dann?

Sie können folgendes Experiment ganz leicht zu Hause durchführen, an einem schönen heißen Sommertag: Tüten Sie Rohkost, z. B. Weintrauben, in eine Plastiktüte ein, verknoten Sie sie gut und legen Sie das Päckchen bei 37 Grad in die Sonne. Eine hochsommerliche Temperatur, die unserer Körpertemperatur entspricht. Was passiert? Die Rohkost gärt und die Tüte dehnt sich aus. Sie füllt sich mit Gärungsgasen. Genauso bläht sich auch der Bauch. Gärung hat aber noch einen anderen Effekt: Es entsteht Ethanol, Alkohol. Was für die Wein- und Bierherstellung super ist, ist für den Bauch eine Last, besonders für die Leber. Nebenbei werden von der Darmflora noch unerwünschte Fuselalkohole wie Methanol zusammengebraut. Methanol ist als Kraftstoff für Verbrennungsmotoren ganz praktisch, aber nicht für unsere Gesundheit. Mancher Patient, der unter chronischer Erschöpfung und Blähbauch litt, wurde wegen hoher Leberwerte schon als Alkoholiker abgestempelt. Dabei hatte er das sogenannten „Eigenbrauer-Syndrom": Er vergiftete sich selbst, weil er seine Darmflora mit zu viel Rohkost zur falschen Zeit zur Gärung anregte.

Das Experiment mit der Plastiktüte können Sie auch mit Eiweiß ausprobieren. Ein Stück Fleisch kommt in eine Plastiktüte, zuknoten und bei 37 Grad auf den Balkon. Auch hier wird sich die Tüte ausdehnen, das Fleisch fault. Es entstehen Fäulnisgase mit so unsympathischen Namen wie Cadaverin. Während Gärungsgase für die Nase noch einigermaßen erträglich sind – der Geruch eines Weinkellers treibt nicht unbedingt in die Flucht –, stinken Fäulnisgase wirklich zum Davonlaufen. Sie können also ganz leicht mit der Nase herausfinden, ob es in Ihrem Bauch gerade gärt oder fault. Der Geruch nach dem Stuhlgang weist Sie darauf hin.

Die Eiweißfäulnis produziert noch eine andere chemische Verbindung, die als Nerven- und Zellgift wirkt: Ammoniak. Es wird über die Darmschleimhaut aufgenommen und gelangt über das Blut zur Entgiftung in die Leber. Zu viel Eiweiß (auch Eiweißdrinks für Diäten oder Sportler!) kann auf Dauer fatale Folgen haben: Die Leber kann die anfallenden Ammoniakmengen nicht mehr abbauen, mit dem Blut strömt das Gift ins Gehirn. Die Folgen sind Schlafstörungen, Kopfschmerzen, Gedächtnis- und Konzentrationsstörungen, verminderte Leistungsfähigkeit und depressive Stimmungslagen. Das sind zwar Symptome, die auch andere Ursachen haben können. Wenn aber der Ammoniakwert im Blut erhöht ist und eine Fäulnisdysbiose im Darm mit einer Stuhlanalyse nachgewiesen werden kann, dann bringt die Kur ohne Eiweiß am Abend für Darm, Leber und Mensch schnelle Entlastung.

Das richtige Abendessen

Fassen wir zusammen: Unsere Verdauung läuft etwa zwischen 5 Uhr und 17 Uhr auf Hochtouren, davor und danach ist der Darm im Stand-by-Modus. Also sollten wir ihn am besten dann mit der Nahrungsverarbeitung beschäftigen, wenn er dafür Vollgas geben kann. Nacht-Schlemmer muten ihrem Magen und Darm viel zu viel zu. Wer das über längere Zeit praktiziert, den erkennt man leicht an einer Bauchform, die ich bereits beschrieben habe (Seite 16).

Als Faustregel gilt: Keine Rohkost und wenig Eiweiß am Abend. Können wir denn dann abends gar nichts mehr essen? Doch, Sie können. Im Kapitel „Das ideale Tagesmenü" (Seite 112) beschreibe ich Ihnen das ideale Abendessen. Es wird kleiner und leichter. Denn gutes Essen hat nichts mit Völlerei zu tun. Qualität statt Quantität steht auf der Speisekarte – und viel Gemüse.

Wir essen zu schwer und zu sauer

Bei „zu schwer und zu sauer" kommen wir nicht um das Thema Fleisch herum. Leider, denn ich liebe Fleisch. Fleisch von Tieren, die nicht mit Antibiotika und Wachstumshormonen traktiert wurden, um schneller zu wachsen und mehr Ertrag zu „produzieren". Ein Tier ist kein Fabrikprodukt. Eine Pflanze übrigens auch nicht. Der Film „Unser täglich Brot" von Nikolaus Geyrhalter bietet einen gnadenlosen Einblick in die Welt der industriellen Nahrungsmittelproduktion.

Fleisch birgt Risiken. Nein, es geht nicht darum, ob gegrilltes Fleisch krebserregend ist oder nicht (ist es nicht). Es geht nicht darum, Fleisch aus ideologischen Gründen vom Speiseplan zu verbannen. Es geht um die Qualität, um die Menge und darum, wie oft Sie Fleisch essen. Natürlich gibt es – wie bei allem, was mit „gesunder" Ernährung zu tun hat – ein individuelles Maß. Sicher ist jedoch aus

meiner Erfahrung: Es ist der Gesundheit zuträglich, Fisch und Fleisch (also auch Wurst und Schinken) nicht täglich, sondern z. B. jeden zweiten Tag im Wechsel auf den Speiseplan zu setzen. Leberwerte und Blutfettwerte, Blutdruck und Bauchumfang bessern sich deutlich und bleiben im Lot.

Schwere Kost

Rohkost ist „zu schwer". Vor allem am Abend gilt: kein rohes Gemüse, kein Obst und keinen Salat. Ansonsten empfiehlt Ihr Darm: Eine Handvoll Obst zum Frühstück und eine Handvoll Salat zum Mittagessen passen bestens – aber nicht am Abend. Warum? Den Versuch mit den Plastiktüten (Seite 48) habe ich Ihnen beschrieben. Wenn Sie Rohkost am Abend meiden, entwickelt sich keine Gärung im Darm und der Bauch bleibt in Form.

Vollkorn ist „zu schwer". Der streitbare Lebensmittelchemiker Udo Pollmer, der viele vermeintliche Gewissheiten über gesunde Ernährung gegen den Strich bürstet, hat es wie folgt beschrieben. Vollkorn? „Da bräuchte ich einen Schnabel zum Picken, einen Kropf zum Vorweichen oder einen Muskelmagen mit Steinchen drin, um die Körner zu mahlen." Wir sind keine Vögel, aber wir sind auch schlau. Deshalb haben wir das Mahlen von Getreide erfunden, die Fermentation, das Backen. All das hilft uns, Getreide verdaulich zu machen. Und Müsli? Das berühmte Birchermüsli wird mit zarten Haferlocken zubereitet, die im Originalrezept über Nacht 12 Stunden Zeit haben, in Wasser zu quellen, bevor sie gegessen werden. Das ist bekömmlich. Die Engländer kochen die Haferflocken so lange in Wasser, bis sie eine cremige Konsistenz haben und Porridge heißen. Sie sehen: Der einzige Grund, Körner in unverarbeitetem Zustand als Müsli zu essen, ist Zeitdruck. Den sollten Sie abschaffen.

Dass der Darm von Körnern gereizt wird, liegt an Fruktanen, die aus mehreren Molekülen Fruktose aufgebaut sind. Im Obst und in rohem Gemüse quält uns die Fruktose, im rohen Getreide sind es die Fruktane. In Vollkorn und Müsli sind sie extrem stark vertreten, im Brot sind sie durchs Fermentieren und Backen praktisch verschwunden.

Saure Lebensmittel sind „zu schwer". Deshalb sollte eine ausgewogene Mahlzeit saure und basische Lebensmittel im Verhältnis „1 : 2 PLUS" enthalten. Auf einen Teil saure Lebensmittel kommen mindestens zwei Teile basische Lebensmittel, v. a. Gemüse, aber nicht in rohem Zustand. Zum Beispiel: Zu 100 g Saltimbocca servieren Sie 200 g gedünstete Zucchini, Paprika, Fenchel … gerne auch mehr und andere Gemüse, was immer Sie mögen und vertragen. Eine Übersicht über saure und basische Lebensmittel finden Sie ab Seite 63.

Schonend kochen

Sonne und Holzkohle glühen, ein schattiges Fleckchen auf dem Rasen unter einem ausladenden Baum, Freunde, Familie lagern auf der Picknickdecke, der Duft der Speisen zieht durch die Luft … das ist Sommer. Keine Frage: Gegrilltes Fleisch ist eine leckere Sache. Es sei denn, Sie sind Vegetarier. Dann läuft Ihnen vielleicht das Wasser im Mund zusammen, wenn Sie an gegrilltes Gemüse denken. Die schonendste Zubereitung von Lebensmitteln macht aber ein Dampfgarer möglich. So können sich die Geschmacks- und Inhaltsstoffe am besten entfalten. Die Zubereitungsart existiert seit Jahrhunderten und hat insbesondere in der fernöstlichen Küche eine lange Tradition. Heute gibt es diverse Geräte vom preisgünstigen Bambuskörbchen bis zum elektronisch gesteuerten Gerät mit automatischer Temperaturregulierung und Zeitschaltuhr. Eine Anschaffung lohnt in jedem Fall.

Leicht hat nichts mit „light" zu tun

Mein Plädoyer für leichtes Essen soll aber nicht heißen, dass Sie „light" essen sollen. Light-Lebensmittel können Sie sich sparen. Die enthalten das teuerste Wasser der Welt. Zur Verdünnung. Denn nichts anderes bedeutet light: verwässerte Nahrungsmittel, denen das Fett entzogen wurde. Einer der traurigsten Vokabeln bei Lebensmitteln ist „fettarm", man möchte kondolieren zu so viel Geschmacklosigkeit. Wo das Fett extrahiert wird, werden Zucker, Süßstoff, Salz und diverse Zusatzstoffe zur Geschmacksverstärkung zugesetzt. Die Darmflora leidet garantiert darunter. Sparen Sie sich überhaupt Fertiggerichte. Die führen nur zu Aufstoßen, Sodbrennen und Kummer wegen ihrer kulinarischen Trostlosigkeit. Sparen können Sie sich auch das sogenannte „Functional Food". Die bekanntesten Vertreter dieser Gattung sind bestimmte Joghurt-Drinks, die einen gesunden Darm versprechen. Wesentlich gesünder ist ein Naturjoghurt, der ist auch deutlich preisgünstiger. Vergessen Sie einfach alles, was Ihnen mit großen Werbeversprechen aufgetischt wird. Essen Sie nichts, dessen Inhaltsangabe Sie nicht verstehen.

Und: Essen Sie bio. Sie ersparen sich Antibiotika, Pestizide, Fungizide, Herbizide – mit einem Wort: Sie ersparen sich Gift. Das EU-Biosiegel erlaubt etwa 50 Zusatzstoffe, in konventionellen Lebensmitteln sind es fast 350. In Bio-Fleisch werden seltener Keime gefunden, die gegen Antibiotika resistent sind. Fleisch und Milchprodukte aus Bio-Landwirtschaft enthalten mehr der wertvollen Omega-3-Fettsäuren, weil die Tiere besseres Futter bekommen. Das sind, wie ich finde, gute Gründe für Bio.

Nachschlag

Alles schön und gut, aber was mache ich, wenn ich zum Abendessen oder zum Arbeitsessen eingeladen bin? Wenn ich Schicht arbeite? Oder wenn die Verführung einfach zu groß ist?

Zu Gast bei Freunden

Einladungen zum Essen gibt's meistens abends. Oder man geht abends mit Freunden essen. Meine Frau und ich bevorzugen zwar einen Brunch oder ein schönes, ausgiebiges Mittagessen, aber auch eine Abendeinladung ist kein Grund zur Panik. Heute fragen die meisten Gastgeber schon Allergien und Unverträglichkeiten bei den Gästen ab, man möchte keine unliebsamen Überraschungen erleben. Sie sagen dann bitte nicht: „Nein danke, ich esse abends nur etwas klare Gemüsebrühe ..." Selbst wenn es stimmt, seinen Sie bitte kein Genussverderber. Essen Sie, was auf den Tisch kommt (und was Sie vertragen), aber essen Sie so, wie Sie es inzwischen trainiert haben: langsam und mit Bedacht und Genuss, so lange, bis Sie satt sind. „Ich bin satt" ist das einzige Stoppzeichen, das Sie an diesem Abend setzen. Gut getimt, versteht sich, damit Sie von allen Gängen etwas genießen können, aber nicht vor dem Dessert schon pappsatt sind und die weiße Fahne hissen müssen. Dann geht es Ihnen auch nicht wie mir, bevor ich meinen Essrhythmus gefunden hatte: Nach jeder Abendvöllerei mit drei, vier oder fünf Gängen stimmte ich zur bekannten Melodie von Alexandra an: „Mein Freund, der Darm, ist tot, er starb beim letzten Abendbrot."

Das Arbeitsessen

Eigentlich ein Widerspruch in sich. Entweder wir arbeiten oder wir essen. Aber das Arbeitsessen ist nicht auszurotten, wir sind ja effizient und eine entspannte Atmosphäre kommt mancher Verhandlung zugute. Hier gilt das Gleiche, wie wenn Sie bei Freunden zu Gast sind: Essen Sie langsam, kauen Sie gut und mit Bedacht, essen Sie sich nicht satter als satt. Mit leichtem Bauch behalten Sie einen klaren Kopf für das, was geschäftlich ansteht.

Schichtarbeit

Etwa 20 Prozent der Beschäftigten in Europa arbeiten Schicht. Das Kapital lässt die Maschinen laufen und der Mensch läuft hinterher. Das sind keine guten Voraussetzungen für die Gesundheit. Wer gegen seine innere Uhr lebt, riskiert seine Gesundheit. Nachtarbeit erhöht das Risiko für Herz-Kreislauf-Erkrankungen,

Übergewicht, Diabetes Typ 2, Verdauungsbeschwerden, Schlafstörungen, Depression und Vitalstoffmangel, v. a. mit Vitamin D sind Schichtarbeiter unterversorgt. Inzwischen gilt Schichtarbeit als eine mögliche Ursache für Krebs. Wenn schon der Schlaf-wach-Rhythmus durcheinander ist, dann sollten Schichtarbeiter ihre zweite Taktmöglichkeit nutzen und den normalen Tagesrhythmus der biologischen Uhr mit dem Essrhythmus unterstützen. Zwischen Mitternacht und 6 Uhr sollte nichts gegessen werden. Frühstück und Mittagessen bleiben die Hauptmahlzeiten, die Nachtmahlzeit bleibt die leichteste Mahlzeit mit zusätzlichen Eiweiß- und Fettkomponenten: Fisch, helles Fleisch, gute Pflanzenöle als Energielieferanten. Und wann immer Sie können: Hören Sie mit der Schichtarbeit auf!

Schlagen Sie ruhig mal über die Stränge …

… wenn's gerade Spaß macht. Als ich an dem Buch schrieb, waren meine Frau und ich für ein langes Wochenende in Paris. An einem Abend entdeckten wir bei einem Bummel durch St. Germain die Weinbar „Compagnie des Vins surnaturels". Übernatürliche Weine. An einem solchen Versprechen konnten wir nicht vorbeigehen. An der Bar waren noch zwei Plätze frei, wir bestellten ein Glas Rosé. Der Platz war dummerweise genau dort, wo die Speisen vorbereitet wurden. Oder glücklicherweise?

Vor unseren Augen wurden Käseteller zusammengestellt (Käseteller in Frankreich sind einzigartig!), dann kam ein gekochter Schinken mit Trüffel auf die Schneidemaschine und ein zweiter Rosé in unsere Gläser. Der Duft des getrüffelten Schinkens stieg in unsere Nasen, während er frisch aufgeschnitten wurde. Es gab kein Halten. Doch, eines: das Brot ließen wir zurückgehen. Um Brot zu essen, brauchen wir nicht essen zu gehen, wir haben zum Glück einen Bäcker, dessen Sauerteigbrot unsere Bäuche nicht aufbläst. Kaum hatten wir den Teller leer (klar, wir haben gut gekaut, langsam und mit Genuss gegessen, was hätten wir auch anderes machen sollen bei diesem Geschmack, der mir beim Schreiben wieder so präsent ist wie an jenem Abend und der sagt: kauf sofort eine Fahrkarte nach Paris und probiere ihn nochmal!), kaum hatten wir also den Teller leer gegessen kam ein zweiter Schinken auf die Schneidemaschine. Es war inzwischen nach neun. Aber was für ein Schinken! Vom Rind, dunkel, eine sattrote Farbe, durchzogen von einem Netz aus herrlichen Fettstraßen. Ein Stück vom kulinarischen Glück. Welch ein Genuss. Am folgenden Tag haben wir unseren Bauch wieder geschont, sind zurück in den bewährten Essrhythmus. Aber die „Compagnie des Vins surnaturels" vergessen wir nicht. Und die Schinken. Und den Rosé.

Kann man sich alt essen?

In der Berglandschaft Sardiniens gibt es weltweit die meisten Menschen, die 100 Jahre und älter werden, und es gibt keinen Unterschied zwischen der Lebenserwartung von Frauen und Männern wie sonst überall. Was ist das Geheimnis ihrer Gesundheit?

Bei den „alten" Bergbewohnern handelt es sich um Hirtenfamilien mit Schaf- und Ziegenherden. Sie betreiben Wanderweidewirtschaft, je steiler die Berge sind, desto gesünder und älter werden die Menschen. Die erste, wenig überraschende Zutat für ein langes Leben lautet also: Bewegung.

Drei Mahlzeiten essen die Sarden ohne Zwischenmahlzeiten. Der Speiseplan ist recht monoton, Rohkost und Zucker spielen keine Rolle. Dem Getreide wird Zeit zum Reifen gelassen, bevor es zu Sauerteigbrot gebacken wird. Fleisch und Fisch stehen selten auf der Speisekarte, dafür Gemüse, Milchprodukte von Ziege und Schaf und Olivenöl. Gemüse gibt's nicht roh, sondern vor allem als Suppe. Wildkräuter werden gesammelt, Esskastanien und Walnüsse. Das Frischobstangebot ist mit Kaktusfeigen und Erdbeerbaumfrüchten recht übersichtlich. Was können wir für unsere Esskultur lernen? Vor allem eins: Die Menschen nehmen sich Zeit fürs Leben und fürs Essen.

Checkliste Esskultur

Aus meiner Sicht ist das die wichtigste Checkliste des Buches. Bisher wurde in der Medizin wenig Gewicht auf den Essrhythmus gelegt, doch die Esskultur ist der Schlüssel für die Darmgesundheit:

- Höchstens drei Mahlzeiten am Tag. Für eine entspannte Verdauung und einen gesunden Darm.
- Die Hauptmahlzeiten sind Frühstück und Mittagessen. Das Abendessen ist die kleinste und leichteste Mahlzeit.
- 4–5 Stunden Pause jeweils zwischen Frühstück, Mittag- und Abendessen; 12–14 Stunden zwischen Abendessen und Frühstück. So bleibt der Darm in Form.
- Abendessen nicht später als 19 Uhr. Für erholsamen Schlaf und satte Energie am Morgen. Damit es im Darm in der Nacht nicht gärt und fault.
- Jeden Bissen 30–50 Mal kauen. Denn die Verdauung beginnt im Mund. Das entlastet Magen und Darm.
- Zeit nehmen: mindestens 30 Minuten für jede Mahlzeit. Zeit für Genuss, Zeit für neue Ideen.
- Stopp!, wenn der Körper „satt" signalisiert. Auch wenn der Teller noch nicht leer ist. Vermeidet Übergewicht und die bleierne Müdigkeit nach dem Essen.
- Keine Rohkost (Obst, Salat oder rohes Gemüse), kein Brot und wenig Eiweiß am Abend. Damit es im Bauch nicht gärt und fault. Die Leber bedankt sich, der Schlaf wird entspannt.
- Rohkost passt perfekt morgens und mittags. Eine Handvoll Obst zum Frühstück und eine Handvoll Salat zum Mittagessen.
- Nutzen Sie reichlich gute Pflanzenöle, sie geben Energie und Geschmack.
- Essen Sie saure und basische Lebensmittel im Verhältnis „1 : 2 PLUS" (die Formel stelle ich Ihnen auf den folgenden Seiten vor). Essen Sie, was Sie vertragen und was Ihnen schmeckt.
- Und das Wichtigste: Lassen Sie es sich gut gehen!

Was wir essen

Tag für Tag wird in Medien und sozialen Netzwerken über neue, vermeintlich noch gesündere Ess-Trends diskutiert. Wer soll sich da noch auskennen?

Bei der Beantwortung der Frage „Was sollen wir essen?" sind wir inzwischen ganz schön fremdbestimmt und mitunter orientierungslos. Trends wie Low-Carb, Low-Fat, Blutgruppendiät, Glyx-Diät, Vegan, Paleo, Frutarismus, Rohkost, Trennkost, Superfood, Smoothies, Functional Food, Convenience Food, Compassionate Food verunsichern bei der Entscheidungsfindung nach dem richtigen Speiseplan.

Trends und Moden

Der Kommerz um Ernährung und Gesundheit tyrannisiert unseren Geschmack, unsere Fähigkeit zum Genuss und vor allem unser Gemüt. Wir sind umgeben von einer hypernervösen Welt. Geräte sammeln unsere Vitaldaten zu Schlaf, Blutdruck, Körpertemperatur und Bewegungsfrequenz, die Ersten lassen sich Chips zur 24-Stunden-Rundumüberwachung implantieren. Der Zwang zur Selbstoptimierung trägt hysterische Züge: der perfekte Urlaub, das perfekte Outfit, der perfekte Sex, das perfekte Auto, die perfekte Figur, das perfekte Lebensmittel.

Ist Schokolade gesund?

Es vergeht fast kein Tag, an dem Forscher nicht noch „gesündere" Lebensmittel entdecken. Tomaten sollen für eine faltenfreie Haut sorgen, Magerquark soll den Blutdruck senken, Johannisbeeren und Walnüssen wird eine „hirnschützende" Wirkung gegen Alzheimer zugeschrieben, Brokkoli soll vor Krebs schützen. Ich mag keinen Brokkoli. Habe ich deshalb ein höheres Krebsrisiko? Ganz sicher nicht. Es gibt genauso wenig ein Lebensmittel,

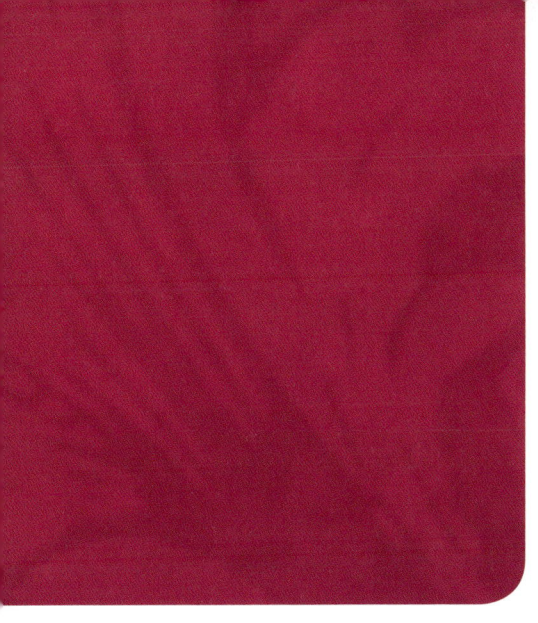

das Krebs verhindert, wie es ein Lebensmittel gibt, das Krebs auslöst. Krebserkrankungen haben viele verschiedene Ursachen, aber sicher nicht zu stark gegrilltes Fleisch oder fünf Röschen zu wenig Brokkoli.

Im Jahr 2015 ging eine wissenschaftliche Studie um die Welt, die belegte, dass Schokolade schlank macht. Das hätte meine Diät werden können, ich liebe Schokolade! Leider handelte es sich um ein Fake. Das „Institut für Diät und Gesundheit" war von Journalisten einzig zu dem Zweck gegründet worden zu zeigen, wie leicht man mit den Worten „wissenschaftlich" und „Studie" in die Medien kommt und wie unkritisch selbst die absurdesten Informationen verbreitet werden, wenn sie pseudoseriös lanciert werden. „Jede Diät findet ihre Abnehmer", resümierte einer der Initiatoren. Die

„Schokoladen-Diät" zeigt: Misstrauen Sie jeder Studie, die zu schön ist, um wahr zu sein. Trauen Sie auch keiner Studie, die zu dem Schluss kommt, dass Sie unbedingt sofort Nahrungsergänzungsmittel kaufen sollten. Wenn Sie Bedarf haben, erkennt das Ihr Arzt. Bleiben Sie kritisch – und bleiben Sie dabei entspannt.

Nichts gegen Schokolade in überschaubaren Mengen, denn ungesund ist sie nicht: Kaum ein anderes Nahrungsmittel enthält mehr Polyphenole. Die punkten mit entzündungshemmender und gefäßschützender Wirkung, in zu hoher Dosierung sollen sie aber leider gesundheitsschädlich sein. Wie immer, die Dosis macht das Gift. Eine viertel Tafel (25 g) am Tag von bester Qualität mit eher hohem Kakaoanteil ab 70 Prozent ist ein Genuss, kein Problem. Nur schlank macht Schokolade nicht.

Widerstehen Sie neuen Moden

Ständig werden wir mit wechselnden Ernährungstrends und -moden belästigt. Dazu stressen uns die „Innovationen" der Nahrungsmittelindustrie, die unter Bezeichnungen wie „Functional Food", „therapeutische Lebensmittel" oder „Superfood" auf den Markt geworfen werden und laut Werbeversprechen – und nur laut diesen! – echten Gesundheitsmehrwert bieten. Die Europäische Lebensmittelbehörde EFSA überprüft seit zehn Jahren gesundheitsbezogene Angaben, etwa 90 Prozent der überprüften

„Health-Claims" waren nichts anderes als Werbelügen. Das braucht kein Mensch. Das einzig Gute an Trends und Moden: Man kann sie ignorieren, irgendwann sind sie einfach vorbei.

Eines kann man mit Sicherheit feststellen: Was unter dem Label „Superfood" angeboten wird, ist überflüssig. Es gibt keinen gesundheitlichen Vorteil von exotischem „Superfood" gegenüber regionalen Produkten. Es gibt nur eine ausgewogene Art, sich zu ernähren: mit einer guten Balance von sauren und basischen Lebensmitteln. Unser Superfood heißt Karotte, Fenchel, Löwenzahn, Petersilienwurzel, Sellerie, Leinsamen, Tomate, Kürbis und vieles, vieles mehr, was ohne lange Transportwege und in bester Qualität auf unseren Tisch kommt.

Ist es nicht sensationell, dass der Mensch über 200 000 Jahre ohne „Superfood" und ohne die Lebensmittelindustrie überleben und sich dabei auch noch weiterentwickeln konnte? Der Mensch besiedelte die extremsten Klimazonen von der Arktis bis in Wüstenregionen mit äußerst unterschiedlichen Nahrungsangeboten – und verköstigte sich dort bestens ohne künstliche Zusatzstoffe, Aromastoffe, Konservierungsmittel, ohne Diäten und Nahrungsergänzungsmittel. Weil er anpassungsfähig und ein Allesfresser ist. Eine tolle Sache, der Mensch! Kein Grund also, sich stressen zu lassen. Aber ein sehr guter Grund, sein Geld nur für beste Lebensmittel auszugeben und

selbst zu kochen. Echtes Superfood finden Sie auf jedem Wochenmarkt an den Ständen lokaler Produzenten: Fleisch, Fisch, Obst, Gemüse – frisch, regional, saisonal und Bio. Die Ausnahme von der Regel sind tiefgefrorene Lebensmittel wie Gemüse oder Fisch, die es in sehr guter Frischequalität gibt; wenn sie gleich nach der Ernte bzw. dem Fang eingefroren wurden, werden die Inhaltsstoffe schonend konserviert.

Eine beliebte Behauptung in der Werbung für Produkte der Gesundheitsindustrie lautet: Unsere Böden seien heute ausgelaugt, die Lebensmittel hätten weniger Nährstoffe als früher. Das ist Unsinn. Wir haben heute eine nie da gewesene Auswahl an frischen Lebensmitteln, die uns mit allem versorgen, was wir brauchen. In einem Werbeartikel für Vitamin- und Mineralstoffpräparate fand ich kürzlich den erstaunlich ehrlichen Satz: „Alles, was künstlich ist, macht den Körper längerfristig krank!" Perfekt formuliert. Ernähren Sie sich von frischen Lebensmitteln und nicht von Pillen.

„Essen Sie keine Lebensmittel, die an Orten hergestellt wurden, an denen jeder eine Chirurgenhaube tragen muss." Der US-amerikanische Journalist Michael Pollan hat ein meisterhaftes Buch mit dem Titel „Kochen" geschrieben. Es ist eine informative und empathische Weltreise an Orte, an denen auf traditionelle Art Lebensmittel hergestellt werden und gekocht wird.

Was gibt es nicht alles für Kochmethoden: Blanchieren, Braten, Dämpfen, Dünsten, Grillen, Schmoren … Erst die Erfindung des Kochtopfs hat uns eine Fülle von Naturprodukten für unseren Speiseplan erschlossen. Denken Sie nur an die Kartoffel, die ungekocht ungenießbar, gekocht aber von unserem Speiseplan nicht wegzudenken ist. Natürlich können wir Fleisch und Fisch auch roh essen, als Tartar, Carpaccio oder Sushi. Die Kochkunst ermöglicht uns aber eine leichtere Verdaulichkeit und noch mehr Geschmack: Das Zellgewebe der Lebensmittel wird gelockert, Fett verflüssigt, Mineralien werden freigesetzt, Röst- und Geschmacksstoffe gebildet. Der Darmtrakt freut sich, wenn ihm die Arbeit durch vorgekochte Lebensmittel erleichtert wird. Durch Erhitzen werden die Membranen der Zellen aufgeknackt und die Nährstoffe können besser aufgenommen werden. Die sogenannte Bioverfügbarkeit der Lebensmittel steigt.

Kochen macht also richtig Sinn und Spaß. Hochpreisige Küchen werden zu Statussymbolen, aber wird darin auch gekocht? Vermitteln Fernsehköche Kochkultur? Jedenfalls nicht, wenn sie gleichzeitig für industriell hergestellte Produkte werben. Das passt nicht zusammen. Fertiggerichte und das Nebenbei-Essen boomen. Vom Kaffee bis zum „Superfood-Smoothie" wird alles für unterwegs angeboten. Das Essen wird zur Nebensache. Der Genuss geht flöten. Am Ende des Tages weiß man nicht mehr, was man alles in sich hineingeschoben und hineingeschüttet hat. Der Smoothie ist dabei nichts anders als eine Zubereitungsart, die uns in die Regression führt: Wir verbreien unser Essen als Pseudoerinnerung an eine vermeintlich glückliche Frühkindheit, als wir noch keine Zähne hatten (Der Ur-Smoothie stammt übrigens aus der mediterranen Küche und heißt Gazpacho). Dazu passen Trinkflaschen im Nuckelflaschendesign und Kaffeebecherdeckel mit Trinköffnungen, die an Schnabeltassen für pflegebedürftige alte Menschen erinnern, also an eine ebenfalls zahnlose Zukunft. Die Realität hinter der Botschaft: Wir glauben, nicht einmal mehr Zeit fürs Kauen zu haben. Auch Breinahrung muss aber gut eingespeichelt werden, weil das Grundprinzip der Verdauung auch für Püriertes gilt: Sie beginnt im Mund.

Gute Nahrungsmittel brauchen keine Zutatenliste

Eine wichtige Faustregel beim Kauf von Nahrungsmitteln: Je länger die Zutatenliste auf einer Lebensmittelverpackung, desto schlechter ist das Produkt. Sobald einem Produkt aber künstliche Vitamine oder Mineralstoffe zugesetzt werden, dürfen die Hersteller Gesundheits-Unsinn auf die Verpackung schreiben: Gut für das „Immunsystem", das „Knochenwachstum" oder für die „kognitive Funktion".

Auch wir Ärzte haben unsere liebe Not mit den Zusatzstoffen in industriell gefertigtem Essen. Welche Nebenwirkungen haben sie? Welche Symptome lösen sie aus? Es ist extrem schwierig, einzelne künstliche Inhaltsstoffe oder Pflanzenschutzmittel für bestimmte Krankheiten verantwortlich zu machen. Dazu kommt noch die zunehmende Mineralöl- und Schwermetallbelastung bei exotischem „Superfood", die uns vor große diagnostische und therapeutische Herausforderungen stellt. Stark wuchernde Candida-Pilze im Darm können z. B. ein Indiz für eine Schwermetallbelastung sein. Deshalb arbeiten wir in unserer Praxis mit der Schwermetalltestung und leiten bei Bedarf Schwermetalle aus.

Je weiter ein Lebensmittel von seiner natürlichen Form entfernt ist, desto höher ist sein industrieller Verarbeitungsgrad und desto mehr Zutaten und Zusatzstoffe kommen zum Einsatz. Tausende von künstlich hergestellten Aromen werden verarbeitet, die auf den Verpackungen als „natürlich" deklariert werden dürfen. Dem Irrsinn der Lebensmittelchemiker sind offenbar keine Grenzen gesetzt: Neulich hatte ich Früchtetees im Beutelformat in der Hand mit „Apfelkuchenaroma" und „Blaubeer-Muffin-Geschmack". Absurd. Bestimmt haben diese Tees nie echte Früchte gesehen. Klar ist: Gesund ist das nicht. Solche Kreationen schaden unserem Darm.

Das gilt auch für die in Mode gekommenen „Fleischersatzprodukte" aus Seitan (Weizengluten) oder auf Sojabasis. Ein „veganer Hamburger" aus dem Supermarkt ist kein Lebensmittel, sondern ein industriell gefertigtes Produkt mit Risiken und Nebenwirkungen. Don't eat Veggie! Zu diesem Schluss kommt man, wenn man Analysen über veganen Fleischersatz liest: Überwürzung, Verwendung von Geschmacksverstärkern wie Glutamat und Hefeextrakt, künstliche Aromen, Mineralölrückstände und genetisch manipuliertes Soja lauten die Diagnosen. Der Sojaanbau verbraucht immer mehr Fläche an Regenwald, der Einsatz des Herbizids Glyphosat (bei uns bekannt aus dem Hopfenanbau und als Schadstoff in Bier) ist enorm. Sojaprodukte enthalten wesentlich mehr Purine als z. B. Bier. Purine werden zu Harnsäure abgebaut und können Gicht auslösen. Schließlich: Macht eine Ernährungsform wie die vegane wirklich Sinn, bei der die zusätzliche Einnahme von Vitaminpillen notwendig ist, um keine Mangelerscheinungen zu bekommen? Für Kinder ist die vegane Ernährung schlicht ungeeignet, sie benötigen die gesamte Palette frischer Produkte. Unsere Nahrungsmittel sollten unsere primären Heilmittel sein, empfahl der griechische Arzt Hippokrates von Kos schon vor über 2400 Jahren.

Clean Eating = selbst kochen

Zum Glück gibt es Alternativen zu Modetrends im Food-Bereich: Wochenmärkte, Bauern, kleine Produzenten, Biomärkte, am Handwerk orientierte Bäcker und Metzger. Nehmen Sie sich Zeit, schauen Sie sich das Angebot an und sprechen Sie mit den Anbietern. Die können Ihnen

nicht nur sagen, wie die Produkte hergestellt wurden, sondern auch, wie sie am
besten zubereitet werden. Lassen Sie sich
inspirieren von der Vielfalt des Angebots
– für höchsten Genuss.

Wer sich die Grundkenntnisse des
Kochens angeeignet hat, wer weiß, wie
einfach und schnell man gutes Essen
zubereiten kann, der wird nie wieder
auf Fertiggerichte zurückgreifen. „Clean
Eating" heißt der Modebegriff für diese
traditionellste aller Ernährungsformen:
Wer selbst kocht, weiß, was er auf dem
Teller hat. Damit lebt es sich nicht nur
genussvoller, sondern auch deutlich
preisgünstiger als mit Industriefutter.

Was genau sollen wir also essen? Um
diese Frage zu beantworten, schauen wir
uns zunächst ein zentrales Regelsystem
unseres Körpers an, den Säure-Basen-
Haushalt.

Säure-Basen-Haushalt

Jetzt wird es kurz chemisch. Bevor ich
Ihnen eine ausgewogene saure und
basische Ernährung vorstelle, möchte ich
Ihnen etwas theoretischen Hintergrund
dazu liefern.

Der Säure-Basen-Haushalt ist eines
der wichtigsten Regelsysteme unseres
Körpers. Verschiedene Gewebe und
Körperflüssigkeiten haben verschie-
dene pH-Werte. Der pH-Wert wurde
1909 vom dänischen Chemiker Søren
Sørensen definiert. Die Abkürzung steht
für „potentia hydrogenii", die Kraft des
Wasserstoffs, das Element, das mit einem
„H" abgekürzt wird. Bei Werten zwi-
schen 0 und 6,5 sprechen wir vom sauren
Milieu, pH 7 ist der neutrale Mittelwert,
zwischen 7,5 und 14 liegt der basische
Bereich.

Ein ziemlich bekannter pH-Wert ist
der an der Hautoberfläche, weil er auf
vielen Cremes abgedruckt ist: 5,5. Dass
es im Magen sauer zugeht, ist ebenfalls
bekannt, hier finden wir Werte zwischen
0,8 und 1,5. Im Darm steigt der pH-Wert
auf 6. Das Blut hat eine ziemlich kleine
Spanne zwischen 7,35 und 7,45 – und
die ist für Ärzte und Patienten besonders
wichtig: Alles, was darüber- oder darun-
terliegt, wird lebensgefährlich.

Sauer macht nicht lustig
Nicht akut lebensgefährlich, aber auf
Dauer gesundheitsschädlich sind zu
saure pH-Werte in den Körpergeweben.
Typische säurebedingte Erkrankungen
sind Allergien, Arteriosklerose, Arthritis, Gicht, Herzinfarkt, Karzinome,
Magen-Darm-Erkrankungen, Migräne,
chronische Müdigkeit, nervöse Reizbar-
keit, Neurodermitis, Osteoporose, Schlaganfall … Erinnern Sie sich an die Liste
„Erkrankungen, bei denen eine gestörte
Darmflora nachgewiesen werden kann"
(Seite 13). Damit wird der Zusammenhang klar zwischen zu saurer Ernährung,

gestörter Darmflora und säurebedingten Erkrankungen. Letztere können wir heute auf chronische Entzündungen zurückführen, „silent inflammations" (Seite 31).

Übersäuerung führt zu Entzündung, Entzündung führt zu Übersäuerung, das ist der Teufelskreis, den wir mit einer basischen Ernährung durchbrechen können. Neben Stress, Bewegungs- und Schlafmangel, zu wenig Flüssigkeitszufuhr und einer falschen Esskultur – zu schnell, zu viel, zu oft, zu spät, zu schwer – ist die zu saure Ernährung die Hauptursache für chronische Entzündungen und die daraus resultierenden Erkrankungen.

Ein fein austarierter Regelmechanismus

Wenn die Säure-Basen-Balance so wichtig ist, dann muss der Körper ein System haben, um den Säure-Basen-Haushalt in Ordnung zu halten. Das hat er auch: ein zentrales Puffersystem im Blut und vier Organe, die für die Ausscheidung von Säuren zuständig sind: Darm, Lungen, Nieren, Haut. Säuren verlassen den Darm über den Stuhl, die Nieren über den Urin, die Haut über den Schweiß und die Lungen über die Atmung. Wir atmen CO_2 ab, Kohlenstoffdioxid, das von der Kohlensäure (H_2CO_3) abgespalten wird, übrig bleibt H_2O, Wasser. Sehr praktisch. Wenn der Kohlensäurespiegel im Blut sinkt, dann steigt der pH-Wert, das Blut wird basischer und kann mehr Sauerstoff aus der eingeatmeten Luft binden. Die Sauerstoffversorgung

der Gewebe wird besser, dadurch wird wiederum mehr Säure abtransportiert, ein ausgeklügeltes Konzept. Deshalb ist Bewegung so wichtig: Bewegung entsäuert über die Lungen beim Atmen und über die Haut durchs Schwitzen … und wir trainieren unsere Muskulatur, unsere Ausdauer und halten den Darm in Schwung.

Und was ist mit dem Puffersystem? Grundsätzlich sorgt ein Puffersystem dafür, dass der Wunsch-pH-Wert konstant bleibt, z. B. im Blut zwischen 7,35 und 7,45. Ein Puffersystem besteht immer aus einer Säure, die ein Wasserstoff-Ion (H^+) abgeben kann, und einer Base, die den Wasserstoff aufnehmen kann. Das wichtigste Puffersystem unseres Körpers ist in unseren 5–6 Litern Blut aktiv: der Bicarbonat-Puffer. Beteiligt sind Kohlensäure (H_2CO_3) als Säure und Bicarbonat (HCO_3^-) als Base. Kohlensäure und Bicarbonat schieben sich Wasserstoff hin und her und puffern so das Blut. Zu sauer? Das Bicarbonat (HCO_3^-) nimmt ein Wasserstoff-Ion (H^+) auf, wird so zur Kohlensäure (H_2CO_3), die zerfällt in Wasser (H_2O) und Kohlenstoffdioxid (CO_2) und das CO_2 – Sie wissen es schon! – atmen wir ab.

Auch im Verdauungssystem sind diverse Flüssigkeiten daran beteiligt, den pH-Wert im Lot zu halten. Jeden Tag produzieren die Speicheldrüsen im Mund rund 1,5 Liter Speichel, Leber und Galle steuern 1,5 Liter Gallenflüssigkeit bei, die Bauchspeicheldrüse liefert 1 Liter, die Dünndarmspeicheldrüsen ca. 3 Liter

Sekret. Dazu kommen noch etwa 250 ml Magensaft, macht zusammen über 7 Liter Verdauungsflüssigkeit. Das meiste davon wird von der Darmschleimhaut wiederaufgenommen und recycelt, nur etwa 100–300 ml verlieren wir mit dem Stuhl. Der pH-Wert im Darm ist deshalb so wichtig, weil er unserer Darmflora ein angenehmes Leben ermöglicht und ein optimales Milieu für die Aktivität der Verdauungsenzyme schafft. Stimmt der pH-Wert nicht, können Nahrungsbestandteile nicht optimal aufgenommen werden. Ein Beispiel: Wer über einen längeren Zeitraum Medikamente einnimmt, die die Magensäure blockieren, der bekommt einen Eisen-, Zink- und Vitamin-B-Mangel. Magensäureblocker sollten Sie also nur so kurz wie unbedingt nötig einnehmen und den Magen auf Dauer mit einer Umstellung Ihrer Esskultur und einer basenbetonten Ernährung pflegen.

Saure und basische Lebensmittel

Der eine mag keinen Fisch, anderen schmeckt kein Obst oder kein Fleisch. Ernährung ist tatsächlich etwas für Individualisten. Unsere Darmflora ist ja auch individuell. Eines allerdings gilt für alle: Die sogenannte mediterrane Kost tut gut. Mit dieser basenbetonten Kost und mit dem richtigen Essrhythmus können Sie Ihre Darmflora hegen und pflegen. Wer denkt bei Mittelmeer nicht an Urlaub? Unser Kopfhirn ganz sicher und unser Darmhirn freut sich auf eine spannende Speisekarte. Denn eine basenbetonte

Zusammenstellung des Menüs führt zu einer guten Balance der Darmflora, einem entspannten Bauch und zu guter Laune. Es gibt ziemlich komplizierte Listen zum Thema saure und basische Ernährung. Ich möchte es Ihnen aber einfacher machen, die Lebensmittel zu sortieren. Mit folgender Faustregel bekommen Sie schnell den Überblick:

Gemüse ist basisch, Fleisch, Fisch und Getreide sind sauer.

Als die basischsten einheimischen Lebensmittel gelten Wildkräuter. Sie sind auch wegen ihrer Bitterstoffe, die die Verdauung ankurbeln, sehr zu empfehlen. Die Frankfurter haben einen Klassiker der Kräuterküche auf der Speisekarte: die „Grie Soß" (Grüne Soße) mit Borretsch, Kerbel, Kresse, Petersilie, Pimpinelle, Sauerampfer und Schnittlauch.

Das richtige Verhältnis: 1 : 2 PLUS

Eine basenbetonte Ernährung besteht mindestens aus dem doppelten Anteil basischer Lebensmittel. Ein Beispiel: Auf einen Teil Fisch oder Fleisch (100 g) kommen mindestens zwei Teile Gemüse (200 g). Der basische Anteil darf gerne auch größer sein: zu 100 g Pasta (Getreide ist sauer) können Sie gerne auch 300 g Gemüse essen oder 400 g, wie es Ihnen gefällt. Der empfohlene Tagesbedarf an Gemüse beträgt mindestens 400 g. Die Formel lautet somit

Sauer : basisch = 1 : 2 PLUS

Saure Lebensmittel (1 Teil)	Hinweise zur Kombination	Basische Lebensmittel (2 oder mehr Teile)
• Brot • Getreidegerichte • Eierspeisen • Fisch • Fleisch • Milchprodukte	• im Verhältnis 1 : 2 PLUS • Zubereitung mit naturbe- lassenen Pflanzenölen Butter, geklärter Butter (Butterschmalz, Ghee)	• Gemüse • Gemüsesuppe • Gemüsesauce • Kartoffeln • Salate • Kräuter

Tipps für eine gute Säure-Basen-Balance

- Eine entspannte Esskultur mit einem ausgewogenen Anteil an sauren und basischen Lebensmitteln nach der Formel „1 : 2 PLUS".

- Flüssigkeitszufuhr: 1,5 bis 3 Liter/ Tag sollten Sie trinken oder 30 bis 40 Milliliter Wasser pro Kilogramm Körpergewicht, dazu kommt Flüssigkeit aus der Nahrung. Das entspricht etwa der Menge, die ausgeschieden wird: 1,5 Liter Harn, 1 Liter über die Atmung und ein Rest mit Stuhl und Schweiß.

- Bewegung: Täglich eine halbe Stunde Spazierengehen oder Fahrradfahren. Meiden Sie Fahrstühle und Rolltreppen. Testen Sie, ob Sie 10000 Schritte am Tag schaffen. Zwei- bis dreimal Mal in der Woche sollten Sie für 30 Minuten ins Schwitzen kommen, zu Fuß oder mit dem Rad.

- Entspannung: Entspannungsübungen für den Darm (Seite 104), autogenes Training, Meditation ... probieren Sie es aus und suchen Sie sich die Entspannungstechnik, die zu Ihnen passt und die Sie gerne täglich 10 bis 20 Minuten praktizieren möchten.

- Erholsamer Schlaf. Ob sechs oder neun Stunden, wenn Sie erholt aufwachen und fit in den Tag gehen, war der Schlaf gut. Ist die Matratze noch in Form? Das Schlafzimmer gut belüftet? Ist es ruhig gelegen und lässt sich gut abdunkeln? Das alles sind wichtige Faktoren für einen erholsamen Schlaf.

- Schlüsselschlaf: Wenn Sie die Möglichkeit haben, gönnen Sie sich nach dem Mittagessen einen „Schlüsselschlaf", auch bekannt als „Powernapping": Machen Sie es sich in einem Stuhl mit Armlehnen und Kopfstütze bequem, in einer Hand halten Sie den Schlüsselbund. Schließen Sie die Augen. Sobald Sie einnicken, lösen sich die Muskeln, der Schlüssel fällt zu Boden und weckt Sie. Fit geht's weiter.

Wie wichtig eine gute Balance saurer und basischer Lebensmittel ist, zeigt eine Studie mit Kindern. Bei Kindern mit hoher Säurebelastung durch die Ernährung und vor allem durch Softdrinks ist die Knochenstabilität verringert und der Blutdruck erhöht, außerdem konnten erhöhte Cortisolwerte nachgewiesen werden. Das Stresshormon Cortisol spielt eine große Rolle beim Kohlenhydrathaushalt, bei Fett- und Eiweißstoffwechsel. Cortisol ist bei Stress erhöht. Mit anderen Worten: saure Ernährung stresst. Und was entstresst außer einer ausgewogenen Ernährung, Bewegung und Entspannung? Musik. Eine aktuelle Studie konnte nachweisen, dass der Cortisolwert mit Musik von Mozart deutlich gesenkt werden kann. Ob das Essen noch besser schmeckt, wenn es vom österreichischen Komponisten begleitet wird? Probieren Sie es aus!

Gicht – eine Folge der Übersäuerung

Richtig sauer wird's, wenn die Harnsäurekonzentration im Blut zu hoch ist – und schmerzhaft, wenn Gicht und Nierensteine die Resultate davon sind. Purine, die ein Baustein von Körperzellen sind, werden über die Nahrung aufgenommen und zu Harnsäure abgebaut, die über die Nieren und zu einem kleinen Teil über

Einteilung der Lebensmittel

Basische Lebensmittel

Gewürz- und Wildkräuter, Salate; Kartoffeln; Gemüse (Artischocke, Aubergine, Avocado, Blumenkohl, Bohnen, Brokkoli, Erbsen, Fenchel, Gurken, Karotten, Kichererbsen, Knoblauch, Kohlrabi, Kürbisse, Lauch, Linsen, Mangold, Melone, Paprika, Radieschen, Rettich, Rüben, Sellerie, Spinat, Tomaten, Zucchini, Zwiebeln); reifes Obst, Esskastanien, Mandeln, Oliven; Pilze; Getränke: Mineralwasser, Kräutertees

Saure Lebensmittel

Süßigkeiten, Süßstoffe, Zucker; Fleisch, Fisch (am wenigsten Lachs), Weichtiere (Muscheln, Schnecken), Krustentiere; Reis, Getreide (am wenigsten sauer sind Dinkel, Gerste, Haferflocken, Hirse); Eier, Käse, Quark; Erdnüsse; Gemüse: Grünkohl, Rosenkohl, Spargel; Margarine, gehärtete Fette und Öle; chemische Zusätze in Fertiggerichten; Getränke: Fruchtsäfte, Limonaden, Kaffee, Kakao, Alkohol

Neutrale Lebensmittel

Naturbelassene pflanzliche Öle, Butter, Sahne, Joghurt

den Darm ausgeschieden wird. Gicht ist häufig vergesellschaftet mit ungesunder Ernährung, zu hohem Alkoholkonsum, Bewegungsmangel, Übergewicht, Bluthochdruck, hohen Blutfettwerten und Zuckerkrankheit. Diesen Zusammenhang erkannte bereits im 18. Jahrhundert der italienische Arzt Giovanni Battista Morgagni (1682–1771). Heute ist der klassische Auslöser eines Gichtanfalls ein gepflegter Grillnachmittag: viel Fleisch mit viel Alkohol. Etwa 80 Prozent der Gichtpatienten sind Männer ab 40. Die sollten alles vom Speiseplan streichen, was zu viel Purine enthält: Sojaprodukte und Hülsenfrüchte (Erbsen, Linsen, weiße Bohnen), Innereien und Wurst (Fleisch und Fisch sollten nicht häufiger als 2–3 Mal pro Woche auf der Speisekarte stehen), Hefe (Weizenbier, Backwaren), Fruchtzucker (Fruchtsäfte, Limonaden, Cola, Energy-Drinks), Alkohol. Unter den Gemüsen sind purinreich: Artischocken, Brokkoli, Schwarzwurzel, Lauch, Spinat, Rotkraut, Mais und Kohl.

Gemüse am Abend

Das beliebteste Abendessen in unseren Breiten ist das Vesper: Wurstbrot, Käsebrot. Damit liegen Sie leider komplett auf der sauren Seite und können das auch nicht mit einem Salat ausgleichen, denn wie Sie bereits im Kapitel „Abends keine Rohkost und wenig Eiweiß" (Seite 48) gelesen haben: Verzichten Sie abends auf Rohkost. Was tun? Hier spielt die mediterrane Küche ihre ganzen Vorteile aus. Sie hat einen deutlich größeren Gemüseanteil auf dem Speiseplan als die traditionell deutsche.

Für das Abendessen heißt das: Steigen Sie um auf Gemüse. Eine Gemüsesuppe im Winter und im Sommer gedünstetes, gegrilltes oder eingelegtes Gemüse sind das Beste, was Sie sich abends gönnen können: leicht, lecker, ein Genuss. Denken Sie an den Vorspeisenteller eines italienischen Restaurants. Diverse gedünstete Gemüse, eingelegt in bestes Olivenöl und Balsamico, mit frischen

Slow Food

Die Slow-Food-Bewegung ist in Italien entstanden. Der Publizist Carlo Petrini gründete sie 1985. Auch in Deutschland gibt es in zahlreichen Städten Slow-Food-Aktivisten. Lebensmittel sollten drei ganz einfache Kriterien erfüllen:
• gut (wohlschmeckend, nahrhaft, frisch)
• sauber (hergestellt, ohne Umwelt und Gesundheit zu belasten)
• fair (politisch und sozial gerecht produziert und gehandelt)
Das macht Lebensmittelqualität aus. Dazu noch die passende Esskultur: Nehmen Sie sich die Zeit, das Essen selbst zu kochen. Nehmen Sie sich die Zeit, das Essen in Ruhe zu genießen.

Kräutern verfeinert, dazu etwas Fisch, etwas Rinder- oder Lammschinken, alles im Verhältnis „sauer : basisch = 1 : 2 PLUS". Damit liegen Sie genau richtig.

Fett

Keine Angst vor Fett! Es wurde lange verteufelt als vermeintliche Hauptursache für Übergewicht, Arteriosklerose und Herz-Kreislauf-Erkrankungen. Das hat sich geändert. Die moderne Küche ist ohne Olivenöl undenkbar. Pflanzenöle liefern dem Körper Energie und geben dem Essen einen besonderen Geschmack.

Wertvolle Omega-Fettsäuren

Schauen wir uns zunächst die essenziellen Fettsäuren an. Diese Fettsäuren heißen essenziell, weil sie lebensnotwendig sind und mit der Nahrung zugeführt werden müssen. Unterteilt werden sie in Omega-3-, Omega-6- und Omega-9-Fettsäuren. Sie haben vielfältige Aufgaben. Sie sind wichtig für das Zellwachstum, weil sie Bestandteile der Zellmembranen sind und für deren Elastizität sorgen. Wie wichtig das ist, sieht man z. B. bei Blutgefäßen: Je elastischer die sind, desto besser wird das Gewebe durchblutet. Essenzielle Fettsäuren können Säuren und Basen neutralisieren, sind also auch wichtige Puffer im Säure-Basen-Haushalt. Damit können sie chronischen Entzündungen vorbeugen.

Omega-3- und Omega-9-Fettsäuren schützen vor Herz-Kreislauf-Erkrankungen, vor chronischen Entzündugen und Diabetes. Die Mittelmeerdiät basiert vor allem auf Olivenöl, das reich an der einfach ungesättigten Omega-9-Fettsäure namens Ölsäure ist. Unter den Omega-6-Fettsäuren hat die Linolsäure ebenfalls entzündungshemmende Wirkung, sie ist vor allem im Sonnenblumen-, Distel- und Kürbiskernöl enthalten. Bei Omega-3-Fettsäuren ist in unseren Breiten das Leinöl die unangefochtene Nummer eins. Daneben sind die bekanntesten Quellen für Omega-3-Fettsäuren Kaltwasserfische (Hering, Makrele, Thunfisch oder Lachs). Neben Olivenöl und Leinöl sind Rapsöl und Walnussöl wegen ihrer höheren Omega-3-Mengen in der Küche zu empfehlen. Zum Kochen und Braten bieten sich Olivenöl und Butterschmalz (geklärte Butter, Ghee) an.

Bei jedem Essen sollten ein, zwei oder drei Flaschen mit bestem Pflanzenöl auf dem Tisch stehen. Öle geben Geschmack und allein die unterschiedlichen Nuancen von Olivenölen aus verschiedenen Ländern und Regionen erweitern den Genuss. Dazu Kürbiskernöl aus den gerösteten Kernen des Ölkürbis, eine besondere Spezialität der Steiermark. Zum Frühstück empfehle ich Leinöl als Omega-3-Quelle, weil es auch noch Lignane enthält. Die wirken antientzündlich und haben hormonähnliche Eigenschaften. Vergleichbar mit unserem Hormon Estriol unterstützen Lignane die Schleimhäute, und weil unser Verdauungstrakt mit einer riesigen Schleimhaut ausgekleidet ist, ist Leinöl das ideale Öl für die Darmpflege, ein bis zwei Esslöffel am Morgen pur oder in einen Joghurt eingerührt. Leinöl schmeckt übrigens erst bitter, wenn es zu lange und nicht gekühlt offen herumgestanden hat, frisch gepresst und abgefüllt ist der Geschmack leicht nussig.

Verzichten Sie auf Margarine

Ein Produkt sollten Sie aus der Küche verbannen: Margarine. Egal, mit welchen Slogans für Margarine geworben wird, es ist ein rein industriell gefertigtes Produkt. Die verwendeten Öle und Fette dürfen sowohl pflanzlich als auch tierischen Ursprungs sein; es wird ausgelaugt, gesäuert, gebleicht, gehärtet, raffiniert, emulgiert, aromatisiert und konserviert. Allein wenn man sich die Produktionsweise durchliest, vergeht der Appetit, ganz abgesehen vom äußerst dürftigen Geschmack. Margarine enthält kaum essenzielle Fettsäuren, dafür entstehen bei der Produktion sogenannte Transfette – wie in Fast Food und Fertiggerichten. Transfettsäuren können zu Arteriosklerose und einem erhöhten Herzinfarkt- und Schlaganfallrisiko führen. Zwar soll es inzwischen auch Margarine ohne Transfettsäuren geben, aber eigentlich braucht kein Mensch Margarine.

In den 1980er-Jahren propagierte die herrschende Lehrmeinung Margarine als gesund, Butter war verpönt. Inzwischen erfährt die Butter eine Renaissance, zu Recht. Eine Scheibe Brot mit Butter und klein gehackten frischen Kräutern, was für ein einfach köstliches Gericht. Geklärte Butter (Butterschmalz, Ghee) ist zum Braten zu empfehlen, es ist das reine Butterfett ohne Wasser, Eiweiß und Milchzucker und lässt sich stärker erhitzen als Butter. Ansonsten sollten Sie mit tierischen Fetten zurückhaltend sein. Als praktische Empfehlung heißt das: Essen Sie höchstens jeden zweiten Tag Fleisch oder Wurst. Für Ihren Körper bedeutet das ein Mehr an Gesundheit – und Klugheit. Denn tierisches Fett macht dumm, zumindest Mäuse. Die wurden in einer Studie mit übermäßig viel Schweineschmalz gefüttert, das Ergebnis war eindeutig. Dass sie übergewichtig wurden, überrascht nicht; dass sie aber schon nach drei Tagen langsamer lernten und ein schlechteres Erinnerungsvermögen hatten als ihre Artgenossen ohne Schweinefett, erstaunt. Was wir schon immer ahnten: Junk Food ist nicht nur doof, man wird's davon auch.

Die gute Wahl: Pflanzenöle

Die Alternative ist klar: Pflanzenöle. Was ist ein gutes Olivenöl? Weil diese Frage gar nicht so einfach zu beantworten ist und immer wieder Panschereien mit Olivenöl publik werden, hat sich 2007 das Deutsche Olivenöl Panel (DOP) gegründet. Laboruntersuchungen testen die Öle auf Rückstände und auf ihre Qualität, z. B. den möglichst hohen Gehalt an

Polyphenolen, die als Antioxidantien in unserem Körper entzündungshemmend wirken. Zur Qualitätsbestimmung gehört außerdem die sensorische Prüfung von geschulten Testern. Ein gutes Öl bietet eine Fülle von Geschmacksnuancen, die an grüne Tomaten, Artischocken, Äpfel, Bananen, Kräuter, Beeren oder Nüsse und Mandeln erinnern können. Ein Genuss, der jedem Essen einen Geschmackskick verleiht.

Eiweiß

Wer denkt bei Eiweiß nicht zuerst an Fleisch? Sicherlich nicht die Vegetarier unter Ihnen. Vegetarier haben sich andere Proteinquellen erschlossen wie Milchprodukte, Hülsenfrüchte, Pilze. Fleisch hat ein schlechtes Image. Immer wieder werden Studien veröffentlicht, die dem Fleisch Risiken zuschreiben. Wie so häufig sind sich die Wissenschaftler auch in der Frage uneins, ob Fleischkonsum das Krebsrisiko wirklich erhöht. Aber es gibt auch eine gute Nachricht: Studien zeigen immer wieder, dass sich das Risiko für Herz-Kreislauf-Erkrankungen mit mediterraner Küche äußerst wirksam – nämlich um rund 30 Prozent! – senken lässt. Dabei schließt eine mediterrane Speisekarte Fleisch nicht aus, dafür stimmt das Verhältnis zum Gemüse. Saure (Fleisch) und basische (Gemüse) Lebensmittel im Verhältnis „1 : 2 PLUS" lautet die Zauberformel für Fleischesser.

Die zweite Zauberformel lautet: Die Dosis macht das Gift. Wie viel Eiweiß ist gesund? Die Empfehlungen reichen von 0,5 bis 1,0 g/Tag/kg Körpergewicht. Kinder und Jugendliche können mehr vertragen, weil sie noch wachsen. Auch Schwangere haben einen höheren Bedarf. Einem Erwachsenen mit Bürojob, der es gerade schafft, die Bewegungsempfehlungen in diesem Buch umzusetzen, der also täglich 10 000 Schritte geht und zwei- bis dreimal pro Woche 30 Minuten leicht durch den Park joggt, dem genügen 0,5 g/Tag/kg Körpergewicht.

Was heißt das bezogen auf die Fleischmenge? Fleisch enthält 20–30 Prozent Eiweiß; rechnen wir für dieses Beispiel der Einfachheit halber mit 25 Prozent. Dann genügen einem 80 kg schweren Bürojobber 40 g Eiweiß pro Tag. Das entspricht 160 g Fleisch, inklusive Wurst! Vergessen wir nicht Milchprodukte wie Joghurt und Käse, dann schrumpft die Tagesration an Fleisch schnell zusammen. 250 g Schafsjoghurt mit ca. 8 g Eiweiß reduzieren den empfohlenen Fleischanteil auf 128 g/Tag. Stehen dazu noch Eier, Käse, Pilze, Nüsse oder Hülsenfrüchte auf dem Speiseplan? Dann wird's noch weniger und eine bekannte Empfehlung leuchtet ein: Essen Sie Fleisch und Fisch jeden zweiten Tag im Wechsel, dazu Gemüse nach der „1 : 2 PLUS"-Formel. 300–600 g Fleisch und Wurst pro Woche empfiehlt die Deutsche Gesellschaft für Ernährung, das passt.

Soja und Seitan sind keine Alternative

Bevor es jetzt aber zu einem folgenschweren Missverständnis kommt: Steigen Sie bitte nicht freiwillig von Fleisch auf Fleischersatz um. Unter Fleischersatz versteht man vor allem Produkte aus Soja und Seitan. Schon der Begriff „Ersatz" ist nicht gerade vertrauenerweckend. Den Zahnersatz meines Großvaters fand ich nicht sehr sympathisch. Seitan, aus dem vegane „Schnitzel" oder veganes „Hühnchen" produziert werden, ist sicherlich eines der verrücktesten Produkte auf dem Markt der Lebensmittelindustrie, denn es ist nichts anderes als Gluten. Man traut seinen Augen nicht: Während ein immer größerer Markt mit glutenfreien Lebensmitteln entsteht, wird dem vegetarischen und veganen Esser genau der Stoff angeboten, der für die entzündliche Darmerkrankung Zöliakie verantwortlich ist. Mehr dazu erfahren Sie im Kapitel „Nicht jeder verträgt Weizen" (Seite 76).

Ein Umstieg auf Soja ist allerdings auch keine Lösung. Sojaeiweiß ist der Rückstand aus der Sojaölproduktion und eigentlich nicht zum Verzehr geeignet. Doch der Mensch ist experimentierfreudig und erfindungsreich. So wurde Sojaeiweiß durch chemische Bearbeitung zum Verzehr geeignet gemacht. Empfehlen kann man es für den täglichen Speiseplan nicht. Soja enthält von Natur aus Phytoöstrogene, pflanzliche Stoffe, die im menschlichen Körper wie Sexualhormone wirken. Vor allem bei Kindern und Jugendlichen ist der Einsatz hormonell aktiver Substanzen äußerst kritisch zu sehen. Soja beeinträchtigt die Funktion der Schilddrüse und kann zur vorzeitigen Zurückbildung der Thymusdrüse führen, die für die Entwicklung des Immunsystems bis zur Pubertät von zentraler Bedeutung ist. Soja beugt auch nicht einer Kuhmilchallergie vor, ganz im Gegenteil, Soja kann selbst Allergien auslösen.

Milchprodukte – weniger ist mehr

Also lieber ein Glas Kuhmilch? Auf keinen Fall. Ihren Kalziumbedarf können Sie problemlos aus pflanzlicher Kost decken. Kuhmilch schützt nicht vor Osteoporose, ganz im Gegenteil, hoher Milchkonsum macht die Knochen brüchiger. In einer Studie fand die Universität im schwedischen Uppsala außerdem heraus, dass Frauen und Männer, die jahrelang drei oder vier Gläser Milch am Tag tranken, eine höhere Sterblichkeit aufwiesen. Dafür verantwortlich ist vermutlich die Galaktose als Abbauprodukt des Milchzuckers Laktose. Galaktose hat jedenfalls in Tierversuchen Entzündungen ausgelöst und den Alterungsprozess beschleunigt. Laktosefreie Milch ist keine Alternative. Für deren Produktion wird der Kuhmilch Laktase zugesetzt, das die Laktose in Glukose (Traubenzucker) und Galaktose (Schleimzucker) spaltet. Kurz und klar: Kuhmilch ist als Getränk ungeeignet. Auch für Säuglinge: Frühestens ab dem zweiten Lebensjahr können pro Tag höchstens 300 ml Trinkmilch von der Kuh angeboten werden, größere Mengen fördern einen Eisenmangel und eine spätere Adipositas (Fettleibigkeit).

Das Eiweiß der Milch heißt Kasein. Daraus wird Käse gemacht, rund 4000 Sorten soll es weltweit geben. Käse ist wie Joghurt, Quark und Buttermilch ein fermentiertes Lebensmittel, das durch Milchsäurebakterien lecker und bekömmlich gemacht wird. Diese Milchprodukte sind gesund, wenn man sie verträgt. Denn Kasein ist schwer verdaulich und kann als Allergen wirken. Die Kuhmilchallergie gegen Kasein ist nicht zu verwechseln mit der Laktoseintoleranz (Seite 73), der Unverträglichkeit gegenüber Milchzucker. Kasein ist – ähnlich wie das Gluten im Getreide – ein Klebe- oder Bindemittel, das in begründetem Verdacht steht, chronische Entzündungen der Darmschleimhaut auszulösen. Einen deutlich niedrigeren Kaseingehalt haben Schaf- und Ziegenmilch und sind damit wesentlich bekömmlicher. Deshalb bin ich persönlich auch ein Fan von Käse und Joghurt aus diesen Milchsorten und empfehle das meinen Patienten. Und Latte macchiato? Steigen Sie um auf ein bis zwei Espresso pro Tag, schwarz.

Sollten Sie jetzt beschlossen haben, Ihren Eiweißhaushalt weiterhin mit Fleisch und Fisch zu versorgen, dann machen Sie das. Aber nicht ausschließlich. Erschließen Sie sich auch pflanzliche Eiweißquellen, bringen Sie Getreide, Nüsse, Hülsenfrüchte und Pilze auf den Teller. Wie immer machen es die Menge und die Mischung.

Kohlenhydrate

Es soll Menschen geben, die keine Schokolade mögen. Ich kenne niemanden. Schokolade ist die ganz große Verführung, jedenfalls kulinarisch. Im Jahr 2013 verzehrte in Deutschland jeder über zwölf Kilogramm, in den mediterranen Ländern Italien und Spanien waren es weniger als vier Kilo. Die „mediterrane Kost" unterscheidet sich offenbar auch bei den Naschgewohnheiten.

Dummerweise besteht Vollmilchschokolade zur Hälfte aus Zucker. Der hat inzwischen zu Recht ein so schlechtes Image, dass er schon als Droge bezeichnet wird. Die meisten, die versuchen, Zucker wegzulassen, fühlen sich tatsächlich wie während eines Drogenentzugs: Sobald der Stoff nicht mehr verfügbar ist, wächst die Unruhe und Strategien zur Beschaffung werden ausgetüftelt. Trotzdem können wir nicht von einer Sucht sprechen, weil wichtige Merkmale fehlen: Niemand würde für die Beschaffung von Gummibärchen kriminell werden, die Dosis muss nicht gesteigert werden und es entsteht kein Kontrollverlust wie z. B. bei alkoholkranken Menschen. Der Pro-Kopf-Verbrauch von Zucker in Deutschland steigt übrigens nicht, er liegt seit

Jahrzehnten stabil bei knapp über 30 kg pro Person und Jahr.

Die Risiken und Nebenwirkungen von Zucker sind erheblich. Unumstritten ist, dass Tumorzellen Zucker lieben. Schätzungen gehen so weit, dass ein Drittel der Krebsfälle in Europa und den USA durch einen reduzierten Zuckerkonsum vermeidbar wären. Studien zeigen zumindest für Dickdarmkrebs eindeutig, dass Rückfallrisiko und Tumorsterblichkeit mit dem Zuckerkonsum steigen. Besonders Fruktose scheint das Lieblingsfutter von Krebszellen der Bauchspeicheldrüse zu sein. Deshalb ist die Empfehlung für alle klar und eindeutig, Softdrinks und Fertiggerichte zu meiden, da in diesen Produkten der Anteil an Fruktose extrem hoch ist. Zucker erhöht nicht nur das Risiko für Krebserkrankungen, sondern auch für andere Zivilisationskrankheiten wie Diabetes mellitus, Herz-Kreislauf-Erkrankungen und Schlaganfall.

Heißhungerattacken auf Kohlenhydrate, ob süß oder salzig, vor allem am Abend, wer kennt die nicht? Trotz Abendessen überfällt einen vor dem Fernseher der unwiderstehliche Drang auf kleine Schweinereien. Wenn der Druck so groß wird, dass ein Spaziergang zur nächsten Tankstelle zwanghaft unvermeidlich ist und in den Kauf von Chips und Schokolade mündet, dann bleibt als einziges positives Argument: „Ich hab mich wenigstens bewegt." Woher kommt der Heißhunger? Wenn er jeden Tag, auch zwischen den

Mahlzeiten auftritt, ist das ein Grund, zum Arzt zu gehen und nachschauen zu lassen, ob eine Stoffwechselerkrankung wie Diabetes ausgebrochen ist oder die Schilddrüse verrücktspielt. Ist das ausgeschlossen worden, sollte der Essrhythmus überprüft werden. Essen Sie zu viel, zu oft, zu spät, zu schnell, zu schwer und zu sauer? Dann sind Sie Spitzenkandidat für eine Umstellung Ihrer Esskultur mit der Kur, die ich Ihnen im Kapitel „Wellness für den Darm" (Seite 83) vorstelle. Mit einem optimalen Essrhythmus stabilisieren Sie Ihren Stoffwechsel und vermeiden Phasen akuter Unterzuckerung. Gegen den abendlichen Heißhunger gibt es übrigens noch ein ganz klassisches Rezept: Schlaf. Nach einem anstrengenden Tag mit körperlicher und geistiger Höchstleistung sind Sie schlicht und einfach müde. Trinken Sie ein Glas Basenpulver (Seite 91), das puffert den Appetit ab, und gehen Sie schlafen. Sie haben es sich verdient und ersparen sich das schlechte Gewissen wegen der Nascherei.

Wer das Experiment wagt und durchhält, mindestens zwei Wochen zuckerfrei zu leben, merkt, dass die Heißhungerattacken auf Süßes abnehmen. Wenig Zucker ist grundsätzlich gut für die Darmflora. Außerdem sinken die Blutfett- und Harnsäurewerte, das Gewicht und der Körperfettanteil. Wer durchhält und seinen Zuckerkonsum reduziert, wird aber nicht nur Verdauungsprobleme los, auch Müdigkeit, Antriebs- und Energielosigkeit, Depressionen, Schlafstörungen und Konzentrationsschwäche verbessern sich deutlich.

Sind „zuckerfreie" Lebensmittel eine Alternative? Leider bedeutet der Aufdruck „ohne Zucker" auf Lebensmitteln nicht, dass kein Zucker enthalten ist. Mit „ohne Zucker" ist der Verzicht auf Rohr- oder Rübenzucker (Saccharose) gemeint. Doch irgendein Zucker oder Zuckeraustauschstoff ist immer drin: Glukose (Traubenzucker), Fruktose (Fruchtzucker), Laktose (Milchzucker), Maltose (Malzzucker), Sorbit (E 420), Mannit (E 421) … Es lohnt also, die Inhaltsangabe auf der Verpackung genau zu studieren.

Laktoseintoleranz

Der Milchzucker Laktose kann nur deshalb von uns verwertet werden, weil das Enzym Laktase die Laktose in ihre Bestandteile Galaktose (Schleimzucker) und Glukose (Traubenzucker) spaltet. Laktase wird in den Zellen der Dünndarmschleimhaut produziert – bei Kindern mehr, bei Erwachsenen weniger. Je besser die Zellen durch eine intakte Darmflora mit Energie versorgt sind, desto besser läuft die Laktaseproduktion. Gönnen Sie Ihrer Darmflora also Erholung, z. B. durch Intervallfasten (Seite 45). Wenn sie sich regenerieren kann, kann sich auch die Laktoseintoleranz bessern.

Das Enzym Laktase arbeitet am besten bei einem pH-Wert von sechs und im Anschluss an das saure Milieu im Magen

steigt der pH-Wert im Dünndarm auf genau diesen Wert. Sehr schlau eingerichtet. Wie merke ich aber, dass ich Laktose nicht vertrage? Sie trinken eine Latte macchiato, schon bald bläht sich der Bauch, gibt ein gurgelndes Rumoren von sich, fängt an zu schmerzen und dann heißt es: ab auf die Toilette, der Durchfall ruft. Hier stimmt der Werbeslogan aus den 1950er-Jahren „Milch macht müde Männer munter".

Unangenehm wird die Laktoseunverträglichkeit dann, wenn der Stoff anderen Lebensmitteln beigemischt ist: Back- und Wurstwaren, Fertigsuppen und Brotaufstrichen, ja sogar Quark wird inzwischen unbekömmlicher, weil unnötigerweise Milchzucker untergemischt wird, denn Laktose fällt in rauen Mengen bei der Milchverarbeitung an und muss irgendwie verwertet werden.

Wer trotzdem nicht auf seine Latte macchiato verzichten kann, obwohl er sie nicht verträgt, der kann versuchen, Laktase-Tabletten oder Kapseln einzunehmen. Leider funktioniert das nicht immer. Das industriell hergestellte Milchzuckerspaltenzym wird aus Hefepilzen gewonnen. Eingesetzt wird es auch zur Herstellung von laktosefreien Milchprodukten. Im Supermarkt finden Sie eine ganze Reihe davon. Weil die Spaltprodukte Galaktose und Glukose süßer schmecken, ist das Produkt nicht unbedingt ein geschmacklicher Gewinn. Aber auch da gibt es große Unterschiede, probieren Sie es aus. Die beste Alternative für Kaffeegenießer heißt Espresso, schwarz.

Fruktoseintoleranz

In den Zellen der Dünndarmschleimhaut gibt es ein aktives Transportsystem für Kohlenhydrate, Warenaufzüge namens „GLUT", die Zuckermoleküle durch die Darmwand ins Blut befördert. Das Transportsystem braucht viel Energie (Buttersäure), die von Darmbakterien geliefert wird. Je gesünder die Darmflora, desto mehr Energie steht zur Verfügung. Regeneriert sich eine angeschlagene Darmflora, können sich Kohlenhydratunverträglichkeiten wieder zurückbilden.

Der Zuckerlifter GLUT-5 hat einen Spezialauftrag, es ist zuständig für die Fruktoseaufnahme aus dem Dünndarm ins Blut. Dieses Fruktose-Transportsystem hat eine begrenzte Kapazität. Zwischen 15 und 25 g Fruktose pro Tag werden bei gesunder Darmflora problemlos durchgeschleust. Wird zu viel Fruktose gegessen, dann wird der Rest weiter in den Dickdarm transportiert und dort von der Flora genüsslich verfuttert.

Die maximale Aufnahmekapazität von 25 g Fruktose pro Tag ist schnell erreicht. Ein schöner Bio-Apfel bringt locker 200 g auf die Waage. Im Durchschnitt enthalten 100 g Apfel 5,75 g Fruktose, bei 200 g sind das 11,5 g. Dazu kommt im Lauf des Tages noch Gemüse, das auch Fruktose

enthält, und vielleicht ein Glas Orangensaft mit 8 g Fruktose (250 ml), bei Birnensaft sind es schon 15 g. Da passt der Satz „An apple a day keeps the doctor away"! Mehr als eine Handvoll Obst am Tag braucht es tatsächlich nicht und der sparsame Umgang mit Rohkost, den ich Ihnen empfohlen habe, macht wirklich Sinn. Seien Sie auch mit Fruchtsäften sparsam und lassen Sie Softdrinks ganz weg. Trinken Sie lieber Wasser; das beruhigt Ihre Darmflora, macht keine Blähungen und entspannt den Darm.

Fruktose wird in der Lebensmittelindustrie immer mehr eingesetzt. Fruchtzucker ist billig und süßt gut. Der Sirup (High-Fructose Corn Syrup) wird industriell aus Mais hergestellt und Softdrinks, Cornflakes, Pizzen, Fertiggerichten beigemischt. Für die Energiegewinnung in der Zelle benötigt der Körper aber gar keine Fruktose, sondern Glukose. Deshalb versucht der Körper auch, die Aufnahme von Fruktose aus dem Dünndarm ins Blut zu begrenzen. Leider scheint Fruktose aber das Sättigungshormon Leptin zu blockieren. Die Signalübertragung, die dem Gehirn vermitteln soll, dass der Hunger gestillt ist, ist blockiert und der Appetit bleibt völlig ungezügelt. Die Folge ist das „metabolische Syndrom", die Kombination aus Übergewicht, Bluthochdruck, Fettstoffwechselstörung, Diabetes – alles Resultate von zu viel Fruchtzucker. Zu allem Überfluss zerstört Fruktose das gesunde Darmmilieu und führt zum Leaky-Gut-Syndrom (Der löchrige Darm,

Seite 31). Schummelt sich die Fruktose durch die Löcher in der Darmbarriere, wird sie direkt in Fett umgewandelt. Die sichtbaren Fettdepots wachsen, die Leber verfettet. Die Fettleber war früher das Ergebnis eines zu hohen Konsums der legalen Rauschdroge Alkohol, heute kommen die Softdrinks als Auslöser der nicht alkoholischen Fettleber dazu, vor allem bei Kindern. Da bleibt nur ein Ausweg: Fruktose raus aus dem Speiseplan.

Sorbitintoleranz

Mit einem Atemtest können wir in der Praxis nicht nur die Fruktoseintoleranz

Nachweis mit dem Atemtest

Unverträglichkeit auf Laktose, Fruktose und Sorbit macht nahezu identische Beschwerden: einen schmerzhaften Blähbauch und Durchfall. Genau diese Symptome möchte man in der Praxis mit dem Atemtest provozieren, wenn man bei Verdacht auf diese Unverträglichkeiten Laktose, Fruktose oder Sorbit zu trinken gibt. Anschließend wird die Konzentration des Wasserstoffs (H_2) in der Ausatemluft gemessen. Wasserstoff entsteht, wenn die Darmflora Zucker zersetzt, er wird ins Blut aufgenommen und über die Lungen abgeatmet.

nachweisen, auch die Laktose- und Sorbitintoleranz. Sorbit finden Sie unter der Nummer E 420 in vielen industriell hergestellten Lebensmitteln, in Kaugummis, Nahrungsergänzungsmitteln, aber auch in Zahnpasta. Dieser Zucker benötigt kein Insulin zur Verstoffwechselung, deshalb süßt er Diabetikerlebensmittel. Sorbit ist aber auch in vielen Früchten, vor allem in Kernobstsorten enthalten. Ab einer Tagesdosis von etwa 5 g Sorbit können Blähungen und Bauchschmerzen auftreten, ab 20 g ist Durchfall programmiert. Das funktioniert wie bei der Fruktose: Der im Dünndarm nicht aufgenommene Sorbit wirkt im Dickdarm osmotisch und entzieht dem Darmgewebe Wasser, der Stuhl wird dünnflüssig. Die Blähungen entstehen ebenfalls wie bei der überschüssigen Fruktose, die im Dickdarm gelandet ist: Die Flora macht sich einen Spaß und produziert Gas.

Und Süßstoff?

Saccharin (E 954) ist der älteste Süß-stoff, 1878 wurde es zufällig bei einem Laborversuch entdeckt. Saccharin ist bis zu 700-mal süßer als Zucker und wird in diätetischen Lebensmitteln, in Light-Pro-dukten und als Geschmacksverstärker eingesetzt. Inzwischen gibt es eine ganze Reihe weiterer Süßstoffe, deren Risiken und Nebenwirkungen heiß diskutiert wer-den. Verursachen sie Blasenkrebs? Ganz sicher produzieren sie Heißhunger und Übergewicht, der Blutzuckerspiegel und das Risiko für Diabetes Typ 2 steigen – die Darmflora verändert sich nicht zu ihrem Vorteil. Sicher ist seit einer kanadischen Studie im Jahr 2016, dass Kinder von Müt-tern, die in der Schwangerschaft Süßstoff konsumieren, ein Jahr nach der Geburt mehr als doppelt so häufig übergewich-tig sind. Die Forscher stellten fest, dass Schwangere, die täglich Süßstoff verzehr-ten, ihre Kinder nicht so lange stillten und bereits in den ersten vier Monaten feste Nahrung zufütterten, wovon allgemein abgeraten wird. Alles Indizien, die auf die Darmflora als einen entscheidenden Faktor für Übergewicht hinweisen. Also Finger weg von künstlichen Süßstoffen.

Vielleicht sollte man auf Ahornsirup oder Honig umsteigen. In den USA macht mit Bienenhonig gesüßte Limonade Furore. Sicher ein schönes Produkt, aber auch Honig ist Zucker. Der treibt nicht nur die Dickdarmbakterien zu Höchstleistungen bei der Produktion von Gärungsgasen und Alkoholen an, die Darmpilze aus der Familie der Candida freuen sich ganz besonders über Süßes und wachsen und gedeihen bei Überangebot. Sollten bei einer Analyse des Stuhls Candida im Übermaß nachgewiesen werden, bleibt nur eine „Candida-Diät" ohne Zucker und die Regeneration der Darmflora.

Nicht jeder verträgt Weizen

Deutschland hat eine weltweit einzigar-tige Brotkultur mit über 3000 Brotspe-zialitäten. Aber wir haben Probleme mit unserem Brot, immer mehr Menschen vertragen es nicht. Die bekannteste Erkrankung, die durch das Klebereiweiß Gluten ausgelöst wird, ist die Zöliakie. Sie kann im Säuglingsalter auftreten (zu frühes Zufüttern von Getreidekost erhöht das Risiko), vor allem aber um das 40. Lebensjahr. Glutenhaltige Nahrungs-mittel lösen eine Entzündung der Darm-schleimhaut aus, die bis zum Absterben der Schleimhautzellen und zum Verlust der charakteristischen Dünndarmzotten führen kann. Noch dazu kommt es zu einer autoimmunologischen Reaktion gegen körpereigenes Gewebe, das heißt, im Verlauf der Entzündungsreaktion bildet der Körper Antikörper gegen sich selbst, gegen die eigene Darmschleim-haut oder entfernteres Gewebe wie z. B. die Schilddrüse.

Genauso wie die Unverträglichkeit von Brot nimmt die Autoimmunerkrankung der Schilddrüse unter dem Namen Hashimoto zu. Ebenfalls auffällig gehäuft treten bei Zöliakie-Patienten rheumatoide Arthritis und Diabetes Typ 1 auf. Beides sind Erkrankungen, die mit Autoimmunreaktionen einhergehen.

Relativ einfach lässt sich die Zöliakie im Kleinkindalter diagnostizieren. Wenn das erste Getreide zugefüttert wird, kommt es zu Verdauungsstörungen mit Erbrechen und chronischen Durchfällen, das Kind nimmt nicht an Gewicht zu und hat einen aufgeblähten Bauch (daher der Name „bauchige Krankheit"). Bei Erwachsenen sind die Symptome sehr viel weniger eindeutig: allgemeines Krankheitsgefühl, chronische Müdigkeit, Nervosität, Depression, Appetitlosigkeit, Durchfälle, Vitalstoffmangel. Vitalstoffe wie Kalzium, Vitamin B_{12}, Folsäure, Eisen oder Zink werden von der geschädigten Darmschleimhaut nicht mehr in ausreichendem Maß aufgenommen. Die Darmschleimhaut wird durchlässig für ein anderes Weizenprotein, das Gliadin, gegen das der Körper als Abwehrreaktion Antikörper bildet, die man im Blut nachweisen kann. Die Diagnose Zöliakie sichert man mit einer Magen-Darm-Spiegelung und Gewebeproben. Unter dem Mikroskop erkennt man dann typische Gewebeveränderungen und Entzündungszeichen.

Dass wir heute mit dem Brot eine viel größere Menge an Gluten essen als früher, hat zwei Gründe. Erstens: Neue Züchtungen haben den Glutengehalt des Weizens erhöht. Noch wichtiger aber ist der zweite Grund: Gluten wird von Bäckern dem Teig beigemischt. Gluten führt zu mehr Teigvolumen mit größerer Festigkeit bei kürzerer Backzeit. Hier liegt der Schlüssel für die zunehmende Brotunverträglichkeit: Es ist der kommerzielle Zeitdruck. Wer immer effizienter Geld verdienen will, erfindet Mittel und Wege, schneller zu produzieren. Dabei bleibt die Gesundheit auf der Strecke.

Das klassische Brot braucht Zeit. Es ist ein Sauerteigbrot, bei dem Milchsäurebakterien (Laktobazillen) und Hefepilze nicht nur zum Aroma beitragen, sondern das Korn durch Fermentation förmlich aufschließen wie eine Speisekammer und die enthaltenen Mineralstoffe und Aminosäuren verfügbar machen. Die Säuren, die die Bakterien erzeugen, setzen Enzyme in Gang, die Kohlenhydrate und Proteine zerlegen. Die Sauerteiggärung spaltet einen Großteil des Glutens auf und macht das Brot so deutlich verträglicher. Aber die Herstellung eines guten Sauerteigbrotes dauert Tage. Diese Zeit haben unsere Brotfabriken nicht. Hoffentlich kennen Sie noch einen Bäcker, der Sie mit traditionellem Sauerteigbrot versorgen kann.

Wer Gluten meiden muss oder möchte, der kann auf glutenfreie Getreide und Gräser umsteigen (Buchweizen, Hirse, Leinsamen, Mais, Reis, Amarant, Tapioka, Quinoa, Teff) oder „Paleobrot" aus Mandelmehl, Kernen, Samen und Nüssen ausprobieren. Meiden Sie für die Gesundheit Ihres Darms auf jeden Fall Weizen und Weizenprodukte. Besonders genau hinschauen sollten Sie bei fertigen Müslimischungen, damit Ihnen kein Weizen untergejubelt wird.

Weizenunverträglichkeit

Nun gibt es aber auch immer mehr Menschen, denen Vitalstoffe fehlen, weil der Darm sie nicht aufnehmen kann, die sich chronisch krank, müde und erschöpft fühlen, die unspezifische Bauchbeschwerden haben, bei denen aber keine Zöliakie und keine Weizenallergie diagnostiziert werden kann. Für sie gibt es die Diagnose „Nicht-Zöliakie-Nicht-Weizenallergie-Weizenunverträglichkeit". Das Wortmonster will sagen: Wir wissen noch nicht genau, woran es liegt, dass Weizen immer schlechter vertragen wird. Ein Verdacht ist, dass es noch andere Proteine im Weizen gibt, die chronische Entzündungen und Abwehrreaktionen der Darmschleimhaut auslösen können, z. B. die Amylase-Trypsin-Inhibitoren (ATI), die zur Insektenabwehr in den Weizen hineingezüchtet wurden. Mein Tipp: Streichen Sie Weizen von Ihrem Speiseplan und steigen Sie auf andere Getreide- oder Grassorten um.

Histamin

Es war ein gelungener Abend mit einem vorzüglichen Essen. Zunächst Austern. Dann ein Vorspeisenteller mit ausgewählter Salami, Parmaschinken und Bündner Fleisch. Das Thunfischsteak war exzellent, als Beilage gab es ein mit etwas Portwein fein abgeschmecktes Spinatgemüse und Tomatensalat mit einer schön dickflüssigen Crema di Balsamico. Schließlich ein kleiner Obstsalat aus Erdbeeren, Banane, Orange und Kiwi, dann wurde der Käse serviert, schön ausgereifter Gouda, Camembert und Gorgonzola. Und der Bordeaux! Dumm nur, dass das Gesicht noch während des Essens rot und heiß wurde und auch ein bisschen aufgedunsen wirkte. Das Herz raste, der Blutdruck sackte ab, die Haut juckte. Dann kamen Durchfall und Erbrechen dazu. Die Austern? Es sah jedenfalls aus wie eine Lebensmittelvergiftung, das war es aber nicht. Das Menü bestand ausschließlich aus Lebensmitteln mit einem hohen Histamingehalt.

Histamin wird entweder durch die Nahrung aufgenommen oder im Körper selbst gebildet. Die wichtigste Funktion des körpereigenen Histamins ist seine Beteiligung an Entzündungsreaktionen und an der Abwehr körperfremder Stoffe. Wenn die Abwehrreaktion des Körpers überschießt, sprechen wir von einer Allergie. Antihistaminika heißt eine Gruppe von Medikamenten, die dann gegen die allergische Reaktion zum Einsatz kommen. Übrigens nutzen auch Pflanzen Histamin als Abwehrstoff, deshalb brennt zum Beispiel die Brennnessel.

Da der erste Kontakt mit körperfremden Stoffen an den Schleimhäuten stattfindet, wird Histamin bevorzugt in Zellen der

Bronchial- und Magen-Darm-Schleimhaut gespeichert, um dort schnell verfügbar zu sein. Im Magen-Darm-Trakt reguliert Histamin außerdem die Magensäureproduktion und zusammen mit Serotonin die Darmperistaltik, die Aktivität der glatten Muskulatur des Darms, die ihn in Bewegung hält, damit der Inhalt immer weitertransportiert wird. Histamin kann aber noch mehr, es ist ein Botenstoff für Nervenzellen und an der Steuerung der Appetitkontrolle und des Schlaf-Wach-Rhythmus beteiligt.

Histamin ist also eigentlich ein sehr nützlicher Stoff. Bei der Histaminintoleranz aber ist zu wenig Diaminoxidase vorhanden, um das Histamin in Schach zu halten. Das Enzym Diaminoxidase baut Histamin ab und kann im Blut nachgewiesen werden. Ist der Wert zu niedrig, dann sollte man Lebensmittel mit hohem Histamingehalt meiden. Geht das einmal nicht, dann gibt es Diaminoxidase in Tablettenform – und das Glas Rotwein ohne Nebenwirkungen.

Der nachhaltigste Schutz gegen Histaminunverträglichkeit ist eine intakte Darmflora. Bifidobakterien können Histamin neutralisieren. Histaminbildende Bakterien werden durch Fasten genauso wirkungsvoll reduziert wie toxinbildende Clostridienstämme, die eine verstärkte Histaminfreisetzung aus den Mastzellen der Darmschleimhaut provozieren und körperliche Beschwerden auslösen können. Es kommt also wie immer auf eine gute Balance der Darmflora an. Die können Sie mit einem guten Essrhythmus (siehe Kapitel „Wir essen zu oft", Seite 44) und einer gelungenen Balance auf dem Teller unterstützen: saure und basische Lebensmittel im Verhältnis „1 : 2 PLUS" (Seite 63).

Bei Histaminintoleranz meiden:

- Fisch: Thunfisch, Sardinen, Sardellen, Hering, Makrele
- Käse: lange gereifter und schimmelgereifter Käse wie Gouda, Camembert, Emmentaler, Parmesan, Harzer Käse, Gorgonzola
- Fleisch und Wurst: Salami, geräucherter Schinken, Parmaschinken, Bündner Fleisch
- Gemüse: Sauerkraut, Spinat, Tomaten, Soja, Hülsenfrüchte
- Früchte: Erdbeeren, Bananen, Orange, Kiwi, Nüsse
- Essig: Rotweinessig, Balsamico
- Getränke: Rotwein, Weißbier, Champagner, Sekt, Dessertwein, schwarzer Tee
- Schokolade, Kakao
- Fertiggerichte
- Hefe

Bitterstoffe

Erinnern Sie sich noch an die Medienberichte über einen Kleingärtner, der sich mit selbstgezogenen, bitteren Zucchini vergiftete? Auch bei Kürbissen traten im Sommer 2015 Vergiftungen mit Cucurbitacinen auf. Der Sommer war besonders heiß und trocken, der Gehalt an Bitterstoffen daher höher als gewöhnlich. Normalerweise brauchen Kürbisse, Zucchini und Gurken keinen Beipackzettel zu Risiken und Nebenwirkungen.

Die Bitterstoffe Cucurbitacine sind ein gutes Beispiel, wie sich Pflanzen vor Fraßfeinden schützen, vor Insekten und Pilzen. Eine besondere Vergiftungsgefahr geht für den Menschen von Zier- und Wildkürbissen aus, die sollte man deshalb wirklich nur als Herbstdekoration verwenden. Ansonsten sind unsere Bitterrezeptoren auf der Zunge ein gutes Warnsystem, die uns signalisieren: Vorsicht, nicht zu viel davon.

„Nicht zu viel" heißt aber nicht, dass wir gar nichts Bitteres mehr essen sollen, ganz im Gegenteil. Bitterstoffe regen die Verdauung an und sind zugleich eine praktische Essbremse. Lebensmittel mit Bitterstoffen halten länger satt, obwohl wir weniger davon essen. Es ist ein ähnlicher Effekt wie beim guten Kauen: Wer langsam und bitter isst, isst weniger und bekommt trotzdem nicht so schnell wieder Appetit. Eine Tafel Vollmilchschokolade ist schnell weggenascht und schreit

sofort nach mehr. Eine Bitterschokolade mit 70 Prozent Kakaoanteil und mehr ist etwas für Genießer, die sich davon sogar für den nächsten und übernächsten Tag noch etwas aufheben können.

Bittere Gemüse verschwinden leider aus dem Angebot, der Bittergeschmack wird herausgezüchtet. Gurken waren früher tatsächlich bitter, Brokkoli und Chicorée hatten noch Geschmack, Rucola wurde in der Küche sparsam eingesetzt, heute wandert er bundweise in die Salatschüsseln. Nein, früher war nicht alles besser, aber Gemüse eindeutig bitterer. Als Ausweg gibt's zum Glück Wildkräuter. Die sind nicht nur schön basisch, sondern auch schön bitter. Bevor Sie selbst sammeln gehen, können Sie sich auf jedem gut sortierten Wochenmarkt mit Wildkräutersalat eindecken, außer im Winter, denn Wildkräuter sind ein klassisches saisonales Produkt. Sie sollten Wildkräuter aus geschmacklichen und gesundheitlichen Gründen in Ihren Speiseplan aufnehmen. Denn die Gallenblase liebt Bitterstoffe, die sie zur Ausscheidung von Gallenflüssigkeit anregen. Dass immer mehr Gallenblasen wegen Gallensteinbildung operiert werden müssen, könnte auch einen Grund in den fehlenden Bitterstoffen in unserem Essen haben.

Bitterstoffe aktivieren die Verdauung. Der bittere Enzian ist ein Synonym für Verdauungsschnaps. Bitterstoffe verbessern den Speichelfluss und damit die Zusammensetzung der Mundflora, sie schützen vor Mundgeruch und Parodontose. Aber auch die Darmflora lässt sich mit Bitterstoffen deutlich besser modulieren, vermutlich, weil die Gallenflüssigkeit für einen passenden pH-Wert und damit ein besseres Milieu im Darm sorgt.

Bittertropfen (Seite 92) sind ein gutes Darmpflegemittel, in der Kur (Seite 98 ff.) empfehle ich sie zu jedem Essen. Sodbrennen, Blähungen und Völlegefühl bessern sich mit Bittertropfen deutlich. Mariendistel und Artischocke sind als Heilpflanzen für die Leber längst jedem Arzt vertraut. Löwenzahn ist laut einer koreanischen Studie aus dem Jahr 2010 ein wahres Wundermittel. Er senkt den Blutfettspiegel und den oxidativen Stress, der zur Ausbildung von Arteriosklerose beiträgt, erheblich, jedenfalls bei den Ratten, denen im Labor ein Pulver aus Löwenzahn-Blättern und -Wurzeln ins Futter gemischt wurde.

Vitalstoffe

Vitamine und Mineralstoffe sind unsere Vitalstoffe. Sie sind an allen Stoffwechselprozessen des Körpers beteiligt, sorgen für Leistungsfähigkeit, gute Nerven und einen gesunden Schlaf. Dafür braucht es keine Pillen oder Vitamin- und Mineralstoffzusätze in Fertiggerichten. Was es einfach braucht, sind frische Lebensmittel. Je frischer, desto höher ist der Gehalt an Vitalstoffen. Auch Tiefkühlgemüse ist empfehlenswert. Wird das Gemüse gleich nach der Ernte frisch eingefroren, gehen durch diese Konservierungsart keine Inhaltsstoffe verloren. Richtige Vitalstoffkiller sind lange Transportwege. Ein regional erzeugter Apfel enthält im Schnitt doppelt so viel Vitamin C wie ein Exemplar, das wochenlang unterwegs war.

Eine ausgewogene Ernährung nach der Formel „1 : 2 PLUS" und eine intakte Darmflora sind die Voraussetzungen, dass wir ausreichend versorgt sind. Einige Darmbakterien sind sogar in der Lage, Vitamine zu synthetisieren. Ist die Darmflora nicht im Lot, können Mangelerscheinungen auftreten. Je besser Sie Ihre Freunde im Darm also pflegen, desto besser werden die sich um Sie kümmern. Vitalstoffmangel ist dann kein Thema. Sollte doch ein entsprechender Verdacht bestehen, kann eine Blutuntersuchung Aufschluss geben. Besonders häufig stellen wir in der Praxis einen Mangel an Eisen, Jod, Selen, Zink, Vitamin D und B-Vitaminen fest, der medikamentös ausgeglichen werden muss.

Grundsätzliche gilt: Mit Gemüse und Wildkräutern (ca. 400 g/Tag), Getreide und Nüssen, Beeren und Obst, Milchprodukten (am besten von Schaf und Ziege) und jeden zweiten Tag abwechselnd Fleisch oder Fisch sind Sie bestens versorgt. Trinken Sie bevorzugt Mineralwasser und Kräutertees, essen Sie, was Ihnen schmeckt und was sie vertragen, im richtigen Rhythmus und in entspanntem Tempo.

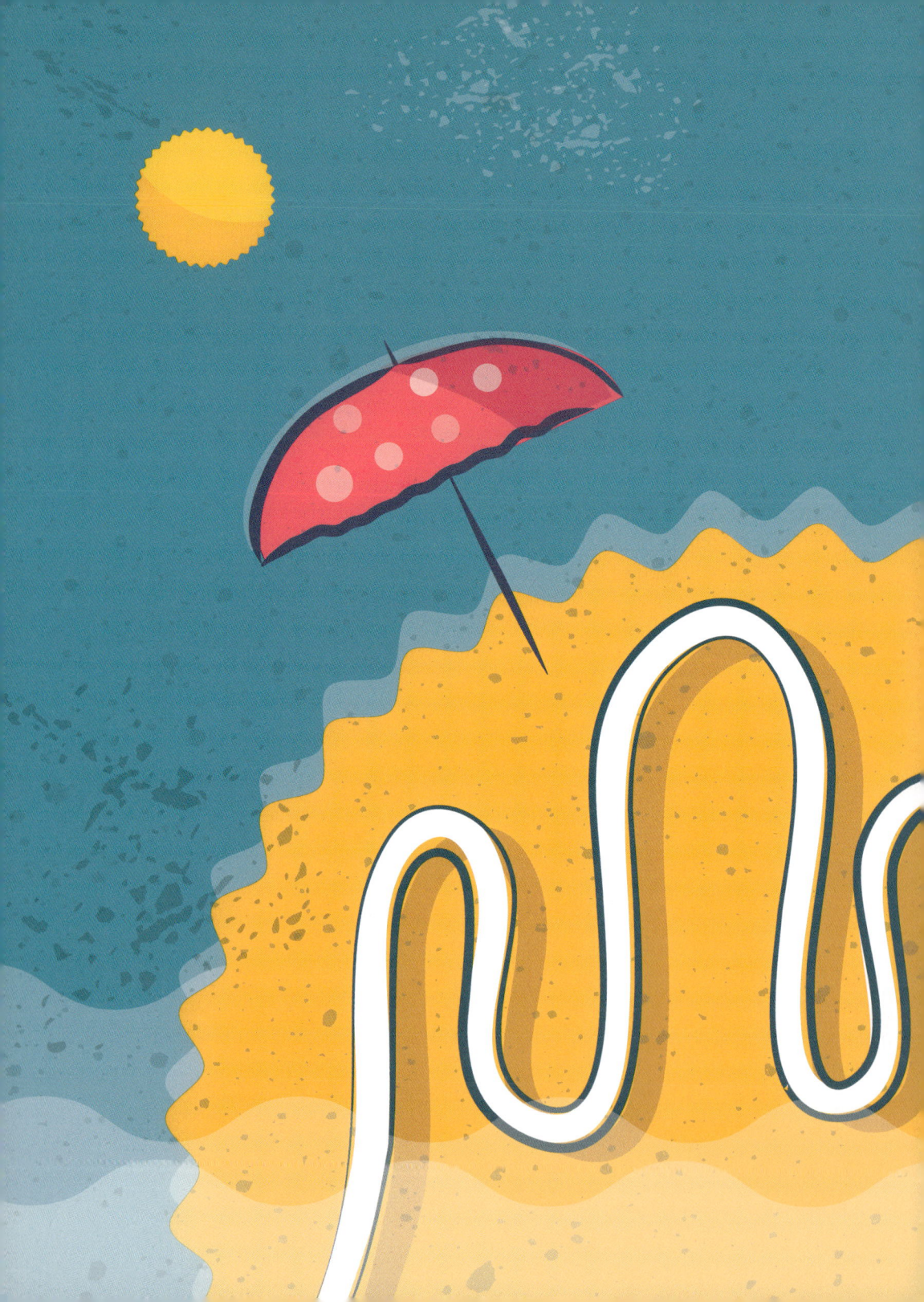

Urlaub für den Darm

Der gute Vorsatz ist gefasst: Sie gönnen Ihrem Darm Erholung und Entspannung. Jetzt erwartet Sie ein Trainingsprogramm für eine neue Esskultur und für mehr Genuss.

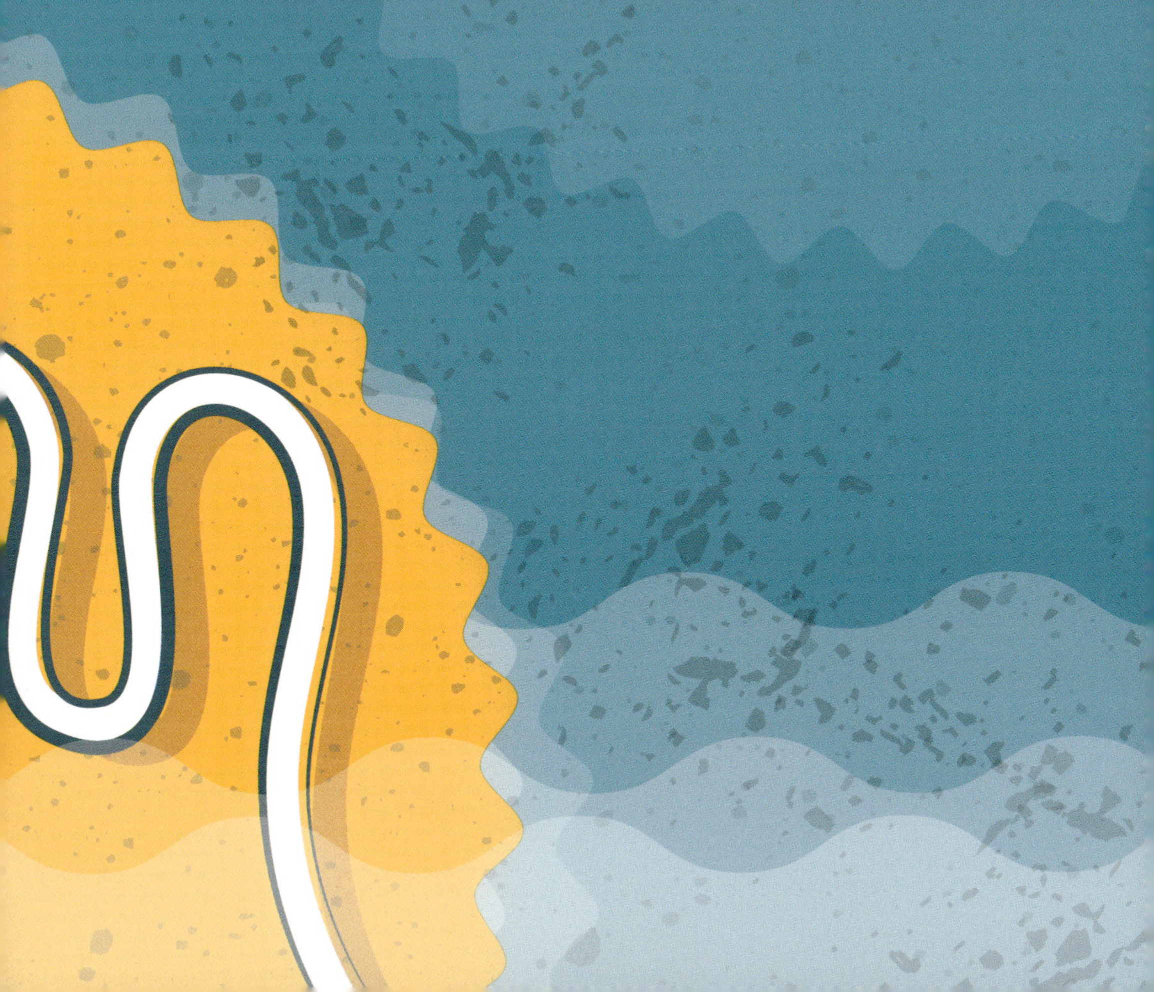

Einstimmung

Eine Veränderung der Esskultur geht nicht von heute auf morgen. Nehmen Sie sich Zeit, trainieren Sie einen neuen Essrhythmus und behalten Sie ihn im Alltag bei.

Dies sind Ihre wichtigsten Kurziele in der Übersicht:

- Sie trainieren eine neue Esskultur und behalten sie später im Alltag bei.
- Sie etablieren drei Mahlzeiten am Tag mit vier bis fünf Stunden Abstand zwischen Frühstück und Mittagessen und Mittagessen und Abendessen. Mindestens zwölf Stunden Esspause liegen zwischen Abendessen und Frühstück.
- Das Abendessen sollte in der Regel vor 19 Uhr beendet und die kleinste und leichteste Mahlzeit ohne Rohkost sein.
- Jede Mahlzeit dauert mindestens 30 Minuten. Es gibt kein „Essen to go". Wenn Sie essen, dann essen Sie, sonst nichts.
- Sie essen langsam und mit Genuss, kauen jeden Bissen 30 bis 50 Mal und hören auf zu essen, wenn Sie satt sind.
- Sie steigen um auf eine basenbetonte Ernährung.

Urlaub für den Darm

Für die allgemeine Regeneration stelle ich Ihnen auf den folgenden Seiten eine Do-it-yourself-Kur vor, mit der Sie jederzeit Ihren Darm entlasten und Ihre Stressresistenz verbessern können. Der Bauch entspannt sich. Der Schlaf wird erholsam. Ihre Konzentrations- und Leistungsfähigkeit verbessern sich. Die Atmung wird vertieft. Rücken- und Gelenkschmerzen werden weniger. Die Haut wird reiner. Sie werden sich deutlich vitaler fühlen und auch vitaler aussehen. Da kommt eine Menge Lob auf Sie zu: Waren Sie in Urlaub? Nein, nur mein Darm.

Ihre Lebensqualität steigt. Ihre Sinne werden wacher. Lassen Sie sich überraschen, wie sich Ihr Geruchssinn und Ihr Geschmackssinn entfalten. Lebensmittel und Gewürze, Kräuter und Tees, was

Abnehmen oder nicht? Beides geht!

Sie möchten Ihr Gewicht reduzieren? Dann sind Sie mit dieser Kur auf dem richtigen Weg. Bis jetzt haben Sie mehr Kalorien zu sich genommen, als Sie verbraucht haben. Das ändert sich jetzt. Aber wie können Sie das erreichen ohne Taschenrechner, ohne Kalorien zu zählen?

- Wenn Sie Ihren Essrhythmus im Alltag so umstellen, wie Sie es in den Kurwochen trainieren.
- Wenn Sie wieder registrieren, wann Sie satt sind, und dann auch aufhören zu essen.
- Wenn das Abendessen Ihre kleinste Mahlzeit des Tages wird – und Sie auf Zwischenmahlzeiten verzichten.

Nach dem Motto „Frühstücken wie ein Kaiser, Mittagessen wie ein König und Abendessen wie ein Bettler" geht es mit Bauchumfang und Gewicht abwärts. Beides pendelt sich auf einen Wert ein, der zu Ihnen passt und mit dem Sie sich wohlfühlen.

Die Gewichtsabnahme verläuft übrigens nicht linear. Immer wieder verharrt das Gewicht für mehrere Tage auf einem konstanten Niveau, die Waage bewegt sich kein Gramm nach unten. Keine Panik. Für den Körper ist Gewichtsabnahme anstrengend. Stellen Sie sich das Abnehmen wie den Abstieg von einem Berg

immer Sie probieren, es wird neu schmecken. Sie werden vom Schlinger zum Feinschmecker und dem französischen Literaten François de la Rochefoucauld (1613–1680) zustimmen: „Essen ist ein Bedürfnis, Genießen ist eine Kunst."

Die in diesem Buch vorgestellte Kur basiert auf der F.X. Mayr-Kur. In der F.X. Mayr-Kur erhalten Sie einen individuellen Speiseplan, der auf Ihre körperliche und mentale Verfassung abgestimmt wird. Dazu kommt die ärztliche Bauchbehandlung, die den Darm wieder in Form bringt, die Zwerchfellatmung trainiert, Leber und Lymphe entstaut, die Durchblutung des Bauchraums fördert und die Darmreinigung unterstützt. Das ist die intensivere Kurvariante mit professioneller Begleitung durch einen zertifizierten Mayr-Arzt, die immer dann unbedingt anzuraten ist, wenn Sie ernsthaft erkrankt sind.

vor. Den legen Sie auch nicht im Sprint zurück, die Gefahr zu stürzen wäre viel zu groß. Vorsichtig setzen Sie Schritt vor Schritt. Der Abstieg kann viel anstrengender sein als der Aufstieg, gönnen Sie Ihrem Körper also zwischendurch Pausen. Er hat sie sich verdient. Seien Sie behutsam und nicht ungeduldig, dann führt er Sie nach der Pause sicher weiter bergab.

Sie möchten Ihren Darm regenerieren, ohne Gewicht zu verlieren? Auch das ist möglich. Mit dem gleichen Trick: dem neuen Essrhythmus. Der Körper ist nämlich schlauer, als wir manchmal denken. Er findet sein Wunschgewicht, wenn wir ihm nicht zu viel und nicht zu wenig zu futtern geben. Satt Futtern eben. Und mit guten Pflanzenölen verwöhnen. Die liefern Energie und geben dem Essen Geschmack. Für die, die nicht abnehmen möchten, erweitert sich der Speiseplan beim Kur-Mittagessen um Kartoffeln, Reis und Bulgur (aus Buchweizen oder Gerste, nicht aus Weizen); diejenigen, die Gewicht verlieren möchten, verzichten bis zur Nachkur darauf.

Ihr Startgewicht vor der Kur sollte 55 kg nicht unterschreiten. Denn Sie werden während der Kur mindestens ein bis zwei Kilo verlieren – ob mit oder ohne Kartoffeln und Reis. Der leichte Gewichtsverlust kommt vor allem von der Lymphflüssigkeit, die aus dem Bauchgewebe, das den Darm umgibt, ausgeschwemmt wird. Auch das sogenannte Radixödem (Seite 32) reduziert sich während der Kur, weil sich der Darm entspannt, unterschwellige Entzündungen abklingen und Lymphflüssigkeit abfließen kann. Ein bis zwei Liter können das durchaus sein. Sind die verschwunden, bleibt das Gewicht konstant.

Entscheidend ist: Solange Sie sich trotz der leichten Gewichtsabnahme fit fühlen, ist alles im Lot. Achten Sie dabei auf tägliche leichte Bewegung, damit Sie während der Kur nicht an Muskelmasse verlieren. Sollte Ihnen der Gewichtsverlust Sorgen machen, können Sie die Kur jederzeit abbrechen, indem Sie mit der Nachkur beginnen. Unter 50 kg sollte das Gewicht auf keinen Fall rutschen, und wenn Sie nur 50 kg wiegen, beginnen Sie bitte nicht mit der Kur, ohne einen Arzt konsultiert zu haben. Das Gleiche gilt, wenn Sie an einer Essstörung leiden: Dann sprechen Sie bitte dringend zuerst mit Ihrem Arzt oder Therapeuten über Ihr Vorhaben.

Der richtige Zeitpunkt

Gibt es den richtigen Zeitpunkt für die Kur? Frühjahr und Herbst sind beliebte Zeiten für eine Darmregeneration. Der Stoffwechsel stellt sich von Winter- auf Sommerbetreib um und umgekehrt. Das sind spürbare Einschnitte im Jahresrhythmus, wie geschaffen für einen Neustart. Sie können die Kur aber auch zu jeder anderen Zeit im Jahr durchführen.

Auch während Sie arbeiten. Dabei sollten Sie allerdings beachten, dass Sie sich nicht zwei Wochen mit einer extremen Arbeitsbelastung aussuchen. Im größten Stress kann die beste Kur schiefgehen.

Während der Kurzeit stehen Sie im Mittelpunkt. Auf der Liste der wichtigsten Menschen in Ihrem Leben stehen Sie jetzt auf Platz eins. Sie sollten diese Position auch nach der Kur nicht mehr räumen. Sie sind der wichtigste Mensch in Ihrem Leben. Sie geben Ihrem Leben ab jetzt einen Rhythmus, der Ihrem Körper guttut. Ausnahmen, die Sie zu ungewohnten Zeiten fordern und das Leben kurz aus dem Takt bringen, sind nicht dazu da, zur Regel zu werden. Sie sind dazu da, die Regel immer wieder neu zu installieren. Eine ganz wichtige lautet: Sie nehmen sich mindestens 30 Minuten Zeit für jede Mahlzeit. Geht nicht gibt's nicht. Wenn Sie essen, dann essen Sie. Danach haben sich alle anderen zu richten, die etwas von Ihnen wollen. Sie bestimmen das. Basta.

Wenn der Schweinehund knurrt

Das Tier kennt jeder. Bevor die Kur richtig beginnt, meldet sich der innere Schweinehund. Er will Sie verführen. Er verlangt nach Süßigkeiten. Er jault. Er möchte die Kur nicht jetzt machen, lieber später, lieber nächsten Monat, in einem Jahr, noch besser in zehn. Er nervt.

Checkliste: Einstimmung

- Süßigkeiten, Chips und ähnliche Verführer fliegen raus. Verschenken Sie alle Packungen, die Sie gehortet haben, und kaufen Sie keine neuen.
- Trinken Sie morgens gleich nach dem Aufstehen ein Glas warmes Wasser. Das regt den Darm an und belebt den Stoffwechsel. Das kann sogar ein Kaffee-Ersatz werden.
- Das Abendessen soll die kleinste Mahlzeit mit wenig Eiweiß und Kohlenhydraten sein. Ab sofort können Sie damit anfangen.
- Finden Sie Ihren Rhythmus. Gönnen Sie sich acht Stunden Schlaf. Gehen Sie möglichst zur selben Zeit zu Bett und machen Sie zuvor noch einen kleinen Abendspaziergang.
- Bewegung: täglich eine halbe Stunde Spazierengehen oder Fahrradfahren und Entspannungsübungen für den Darm (Seite 104). Meiden Sie Fahrstühle und Rolltreppen. Testen Sie, ob Sie 10 000 Schritte am Tag schaffen. Das wäre super! Und Sport? Während der Intensivkur sollten Sie nicht mehr Sport treiben, als Sie gewohnt sind. Nach der Kur können Sie Ihre sportlichen Aktivitäten gerne steigern.

Ein Tipp: Der Schweinehund steht nicht unter Tierschutz und nicht unter Artenschutz. Sie können ihm die kalte Schulter zeigen oder die Zähne, ihm den Kragen umdrehen oder ihn an der nächsten Raststätte aussetzen. Ganz bildlich gesprochen. Werfen Sie ihn raus! Und öffnen Sie ihm nie mehr die Tür. Zumindest nicht in den kommenden Kur-Wochen.

Falls Sie jetzt noch zweifeln sollten, hier noch ein Argument: Es ist eine kulinarische Kur. Sie kochen sich leckeres Essen. Es ist kein Fasten. Es ist keine Nulldiät. Es ist eine Kur, das Wort kommt von lateinisch *cura* „Fürsorge", „Pflege". Wann haben Sie sich das letzte Mal so richtig umsorgt? Worauf warten Sie noch? Ihr Darm freut sich schon!

Keine Zeit zu kochen?

Ein beliebtes Argument des inneren Schweinehunds lautet: Ich habe keine Zeit zu kochen. Bestimmt gibt es andere Dinge, für die Sie sich Zeit nehmen, auf die Sie aber auch verzichten könnten. Doch, bestimmt … Wer kochen kann, ist glücklich – und wer neugierig ist und selbst bestimmen kann, was auf den Tisch kommt. Bummeln Sie über den Wochenmarkt. Entdecken Sie das Angebot, sprechen Sie mit den Anbietern,

lassen Sie sich zu einem Menü inspirieren. Verwenden Sie Zutaten, die Ihnen sympathisch sind. Sie brauchen keinen Designerkochtopf. Ein Topf braucht nur den passenden Deckel. Vollführen Sie keine Kunststücke in der Küche. Kochen Sie einfach und nach Ihrem Geschmack. Wenn etwas schiefgeht, wird's beim nächsten Mal gut. Für Kinder ist der Spaß am Kochen der beste Zugang zur Freude am Essen. Schließlich kann man alles fälschen, nur nicht die Erfahrungen, die man selbst gemacht hat.

4-Wochen-Überblick

Die Kur für den Darm ist eingeteilt in Vorkur (Seite 90), Intensivkur (Seite 98) und Nachkur (Seite 108). In der Vorkur wird die Speisekarte ausgedünnt. Übrig bleiben die Speisen und Getränke, die Sie in der Intensivkur zwei Wochen lang begleiten werden. In der Nachkur nehmen Sie dann wieder Lebensmittel dazu, der Speiseplan wird wieder vielfältiger.

Jede Kur-Woche beginnt samstags, weil Sie sich am Wochenende in aller Ruhe einstimmen können. Wenn Sie zu den Menschen gehören, die am Wochenende arbeiten müssen, dann starten Sie an Ihrem freien Tag.

Vorkur (1 Woche)	2 Wochen Intensivkur	Nachkur (1 Woche)
Die Einleitung für die 2-wöchige Intensivkur und für einen sanften Übergang in eine neue Esskultur. Reduzieren Sie schrittweise die Speisen und Getränke auf Seite 90 „Erste Umstellung". In der Intensivkur wird Ihnen der Verzicht dann umso leichter fallen.	In der Intensivkur können Sie sich, was Ernährung und Anwendungen angeht, nach dem Kurfahrplan (Seite 100) richten. Viele der Kuranwendungen vom Basenbad bis zum Zungenschaber (Seite 91ff.) können Sie nach der Kur weiter anwenden.	Die Intensivkur ist geschafft und Sie freuen sich über Ihre Erfolge. Langsam kommen jetzt wieder mehr Lebensmittel auf den Speiseplan. Und Sie haben Feuer gefangen für die neue Esskultur.
Beachten Sie die Checkliste: Einstimmung (Seite 87): Machen Sie in den Küchenschränken „klar Schiff", finden Sie allmählich in einen guten Rhythmus und bewegen Sie sich regelmäßig.	Was und wie sollen Sie während der Intensivkur essen? Die Checkliste: „Esskultur während der Intensivkur" (Seite 103) verrät es Ihnen und dient als kleiner Spickzettel.	Ernährung ist die eine Sache, aber auch Bewegung und Entspannung sind Garanten für ein darm-gesundes Leben. Tipps dazu finden Sie auf den Seiten 110/111.
Vorbereitungen zur Intensivkur: Machen Sie sich schon einmal mit den Anwendungen vertraut, die ich Ihnen auf den folgenden Seiten vorstelle. Was davon sagt Ihnen besonders zu?	Die Kur macht Ihnen Spaß und tut gut, aber ab und an kommt doch mal ein kleines Zwischentief? Gönnen Sie sich wohltuende Entspannungsübungen für den Darm (Seite 97 und ab Seite 104.	Zu viel, zu oft, zu spät, zu schnell, zu schwer und zu sauer essen sind für Sie keine unlösbaren Probleme mehr. Herzlichen Glückwunsch! Damit Ihnen die neue Esskultur auch auf Dauer erhalten bleibt, habe ich Ihnen auf Seite 112 „Das ideale Tagesmenü" zusammengestellt.

Die Vorkur

Jetzt geht es los. In der ersten Woche reduzieren Sie schrittweise einige Nahrungs- und Genussmittel und machen sich mit den verschiedenen wohltuenden Anwendungen vertraut.

Erste Umstellung

Die einwöchige Vorkur hat den Sinn, Speisen und Getränke, die in der Intensivkur nicht dabei sein werden, langsam auf null zu reduzieren. Beim Kaffee ist das ganz besonders wichtig, weil zu schnelles Absetzen zu Kopfschmerzen führen kann. Deshalb Tag für Tag eine Tasse weniger. Und falls Sie rauchen, Tag für Tag eine Zigarette weniger. Wer weiß, vielleicht gelingt es Ihnen sogar, ganz mit dem Rauchen aufzuhören. Bis zur Intensivkur sollten Sie reduzieren:

- Zucker (auch Süßigkeiten, Süßgetränke, Fruchtsäfte, Süßstoffe, Honig etc.)
- Rohkost (Obst, Salat, rohes Gemüse, Obst- und Gemüsesäfte)
- frittierte Speisen
- Weizenprodukte
- Kuhmilchprodukte

- Alkohol
- Kaffee
- Zigaretten

Die Darmbakterien erholen sich vom Zucker, die Leber vom Alkohol, der Magen vom Kaffee und der Verdauungstrakt freut sich auf wirklich entspannte Tage ohne schwer verdauliche Kost wie Weizen, Kuhmilch, Frittiertes und Rohkost. Tag für Tag konsumieren Sie weniger davon, bis diese lieb gewonnenen Dinge des Alltags Geschichte sind. Zumindest für die zwei Wochen während der Intensivkur. Damit der Darm wirklich Urlaub machen kann.

Mangelerscheinungen? Keine. Die Kurzeit ohne Obst und Salat halten Sie locker durch. Sollte Ihr Arzt allerdings schon einmal einen Mangel an Elektrolyten, Mineralstoffen oder Vitaminen bei Ihnen festgestellt haben, lassen Sie sich vor der

Vorbereitungen zur Intensivkur

Nutzen Sie die erste Woche der Vorkur, um das zu besorgen, was Sie für die Intensivkur benötigen, und um sich mit den verschiedenen Anwendungen vertraut zu machen. Hier eine Übersicht in alphabetischer Reihenfolge:

Basenpulver zum Einnehmen

Mit Basenpulver verbessert sich die Säure-Basen-Balance zusätzlich zum basenbetonten Essen. Das passende Pulver finden Sie in der Apotheke. Sie benötigen 200 g für zwei Wochen. Die verschiedenen Sorten sollten Sie nicht irritieren. Alle enthalten einen hohen Anteil an Natriumhydrogencarbonat (Natron), das ist für die basische Wirkung entscheidend. Kalium, Kalzium oder Magnesiumsalze ergänzen die Wirkung und sorgen dafür, dass das Natrium im Elektrolythaushalt nicht überhandnimmt.

Ein Basenpulver-Drink am Vormittag und vor dem Schlafengehen genügt in der Regel. Zusätzlich können sie mit einem weiteren Basenpulver-Drink den kleinen Hunger zwischendurch vertreiben, der sich in den ersten Kur-Tagen ganz unangemeldet einstellen kann. Auch gegen Kopfschmerzen, Blähungen oder Sodbrennen kann Basenpulver helfen.

Anwendung: 1 Teelöffel in 250 ml Wasser vormittags und vor dem Schlafengehen.

Kur noch mal Blut abnehmen. Ein Vitalstoffmangel kann, wenn nötig, ausgeglichen werden. Die Einnahme von Nahrungsergänzungsmitteln ohne ärztlichen Rat macht dagegen keinen Sinn. Geben Sie das Geld lieber für gute Lebensmittel aus.

Einstimmung auf die Intensivkur

- Nur ein kleines, leichtes Abendessen mit wenig Eiweiß und Kohlenhydraten.
- Bewegung: täglich eine halbe Stunde Spazierengehen oder Fahrradfahren.
- Finden Sie Ihren Rhythmus: zur selben Zeit zu Bett gehen, davor noch ein Abendspaziergang.
- Beginnen Sie ruhig schon mit den Entspannungsübungen für den Darm (Seite 97/104).

höchstens 3×/Tag mit mindestens 30 Minuten Abstand zu den Mahlzeiten.

Basisches Badesalz

Basisches Badesalz gibt's in der Drogerie. Es unterstützt die Säureausscheidung über die Haut. Sie können ein Wannenbad oder ein Fußbad nehmen, wobei das Vollbad für Menschen mit zu hohem oder zu niedrigem Blutdruck nicht zu empfehlen ist. Sie könnten kollabieren. Deshalb hier nur die Beschreibung für das Fußbad.

Anwendung: Für ein Fußbad geben Sie einen Esslöffel basisches Badesalz in eine kleine Wanne, füllen wohltemperiertes, eher etwas zu warmes Wasser bis zu den Knöcheln ein. Die Füße entspannen sich, die Haut wird angenehm weich und der Säure-Basen-Haushalt freut sich. Genießen Sie dieses Bad für 15 bis 30 Minuten am Abend. Stellen Sie warmes Wasser zum Nachgießen bereit. Gegen die Langeweile hören Sie Musik oder lesen ein gutes Buch … klar, basisches Badesalz wirkt auch vor dem Fernseher.

Bittertropfen

Engelwurz, Enzian, Pomeranze … Es gibt eine Menge an guten Kräutern, Gemüsen und Früchten, die Bitterstoffe enthalten. Sie stimulieren die Speichel- und Gallensekretion, helfen bei der Regeneration der Mund- und Darmschleimhaut und fördern ein vitales Darmmilieu. In Apotheken gibt es Fertigpräparate, eine gute Apotheke bietet auch eigene Kräutermixturen.

Anwendung: 5 bis 10 Tropfen vor jeder Mahlzeit, pur auf dem Teelöffel oder in etwas Wasser, auch nach der Kur vor jeder Mahlzeit zu empfehlen.

Einläufe

Einläufe sind eine tolle Erfindung. Wer schon einmal erlebt hat, wie eine anfliegende Erkältung durch einen simplen Einlauf vorbeifliegt, der schwört auf diese rustikale Therapieform. Warum klappt das? Weil der Darm unser Zentrum der Immunabwehr ist. Ist er gesäubert und nicht mit Verdauungsarbeit beschäftigt, kann er sich ganz auf den wichtigen Job der Infektabwehr konzentrieren. Fitter Darm – gute Abwehr – kein Infekt.

Gerade in den ersten Kurtagen ist die Säuberung des Darms sehr hilfreich. Der Darm wird entlastet, Schleimhaut und Gewebe können sich regenerieren. Den Erfolg der Reinigung in Kombination mit der basischen Ernährung können Sie nach wenigen Tagen riechen: Wenn Sie auf der Toilette waren, stinkt's nicht mehr! Dann können Sie die Einläufe einstellen.

Für den Einlauf gibt es zwei Möglichkeiten: den Irrigator und die Klysopumpe. Beide bekommen Sie in der Apotheke. Mit ein bisschen Übung wird die Anwendung schnell zur Routine.

Der Irrigator besteht aus einem Wasserbehälter und einem Schlauch. Der Behälter wird mit körperwarmem Wasser (37 Grad) gefüllt und aufgehängt. Öffnen Sie den Absperrhahn, bis sich der Schlauch mit Wasser gefüllt hat, damit sie den Darm nicht mit Luft füllen. Sie fetten den weißen Klistierstift am Schlauchende mit Vaseline ein, gehen in die Hocke oder auf alle viere, führen den Stift in den After ein, öffnen den Absperrhahn und lassen das Wasser fließen. Der Druck im Enddarm steigt, ebenso der Drang sich zu entleeren. Ab auf die Toilette, Zeit für den Stuhlgang. Da capo! Nichts spricht gegen einen zweiten Einlauf gleich im Anschluss.

Die Klysopumpe ist ein Gummischlauch mit einer Handpumpe in der Mitte. Sie füllen das Waschbecken mit körperwarmem Wasser und führen im Stehen den eingefetteten weißen Klistierstift in den After ein. Das andere Schlauchende hängt im Wasser. Jetzt pumpen Sie langsam und regelmäßig Wasser in den Darm, 10-, 20- oder 30-mal, bis Sie den unwi

derstehlichen Drang verspüren, sich auf die Toilette zu setzen. Nach Gebrauch reinigen Sie die Einlaufgerätschaften am besten mit Essigwasser (ein Schuss Essig auf 250 ml Wasser), den Klistierstift können Sie zusätzlich auskochen.

Eine intensivere Variante des Einlaufs ist die Colon-Hydro-Therapie, wie wir sie in unserer Praxis anbieten. Dabei wird das Wasser maschinell mit höherem Druck eingepumpt und ein deutlich größerer Teil des Dickdarms gereinigt. Die Colon-Hydro-Therapie wird nur unter ärztlicher Aufsicht durchgeführt.

Kräutertees
Fertige Teemischungen bekommen Sie in Apotheken, Drogerien, Reformhäusern. Hier eine Auswahl an Pflanzen und wofür sie gut sind.

- Beruhigend für Magen und Darm: Anis, Fenchel, Kümmel
- Leber und Galle: Kümmel, Javanische Gelbwurz, Löwenzahn, Mariendistel, Pfefferminz, Schafgarbe
- Entwässerung: Birkenblätter, Brennnessel, Zinnkraut
- Belebend: grüner Tee, Eisenkraut (Verveine)
- Beruhigender Abendtee: Hopfen, Baldrian, Lavendel, Melisse, Salbei, Schafgarbe, Fenchel
- Blutdrucksteigernd (nicht bei hohem Blutdruck anwenden): Thymian, Rosmarin

Vorsicht!
Einläufe sollten Sie nicht anwenden bei akuten Bauchschmerzen, Blinddarmentzündung, Blutungen im Magen-Darm-Trakt, Divertikulitis, Darmfisteln, ebenfalls nicht in akuten Stadien von Colitis ulcerosa und Morbus Crohn.

Decken Sie die Tasse nach dem Aufgießen mit kochendem Wasser immer mit einem Teller ab, damit die guten ätherischen Öle nicht verduften. Achten Sie darauf, wie lange die empfohlene Zeit ist, die der Tee ziehen soll. Und sparen Sie nicht beim Teeeinkauf: Billigprodukte hübschen ihre minderwertigen Teebeutelinhalte inzwischen mit künstlichen Duftstoffen auf. Riecht gut, wirkt aber nicht. Auf der sicheren Seite sind Sie bei „Arzneitees", auch Heiltees oder medizinische Tees genannt. Die deutschen und europäischen Zulassungsbehörden definieren die Qualität, die Menge der wirksamen Inhaltsstoffe sowie Höchstwerte für Schadstoffe. Auf der Verpackung eines Arzneitees oder in einem Beipackzettel müssen die enthaltenen Pflanzen, die Anwendungsgebiete (Indikationen), die Dosierung und Zubereitung, Gegenanzeigen und Nebenwirkungen angegeben sein, außerdem eine Zulassungsnummer.

Anwendung: 1 bis 3 Tassen pro Tag ganz nach Geschmack. Trinken Sie Entwässerungstees nicht am Abend, sonst wird der Schlaf gestört.

Leberwickel

Die Leber ist ein Superorgan. Sie ist unsere Stoffwechselzentrale. Die Leber verwertet Nahrungsbestandteile und entgiftet uns. Alles, was aus dem Darm kommt, wird über das Blut in die Leber transportiert und dort verarbeitet, mitunter mit fatalen Folgen: Über 30 Prozent der

Erwachsenen in Deutschland haben laut Deutscher Leberstiftung eine Fettleber. Die häufigsten Ursachen? Alkoholkonsum, Ernährung, Übergewicht, Zuckerkrankheit, Medikamente.

Die gute Nachricht: Wenn die Leber rechtzeitig eine Pause bekommt, erholt sie sich auch prächtig. Die Kur ist geradezu ein Jungbrunnen für die Leber. Bei der Regeneration unterstützt der Leberwickel den Leberstoffwechsel und ist so einfach wie wirkungsvoll – nicht nur während der Kur, sondern auch im Alltag danach.

Der Leberwickel wird am besten vor dem Mittagessen angewendet. Wenn's zeitlich nicht anders passt, auch abends, das kann allerdings in sehr seltenen Fällen eine Nebenwirkung haben: Schlafstörungen. Manche Menschen werden nach dem abendlichen Leberwickel um etwa 3 Uhr wach. Nach der Organuhr ist das die Leberzeit.

Sie benötigen für den Leberwickel:

- 1 Wärmflasche mit Überzug
- 1 kleines Frotteehandtuch (Gästehandtuch)
- 1 großes Badehandtuch
- 1 Wecker

Anwendung: Füllen Sie die Wärmflasche mit kochend heißem Wasser. Benutzen Sie eine Wärmflasche mit Stoffüberzug, damit Sie sich nicht die Haut verbrennen. Feuchten Sie das kleine Gästehandtuch feuchtwarm an. Quer aufs Bett legen Sie das Badehandtuch und legen sich so darauf, dass sie sich und die Wärmflasche gut einpacken können. Das feuchtwarme kleine Handtuch kommt über die Lebergegend. Die Leber liegt im rechten Oberbauch unterhalb des Zwerchfells. Dort platzieren Sie die Wärmflasche und packen alles mit dem Badehandtuch gut ein. Stellen Sie den Wecker auf 15 Minuten, denn der Leberwickel ist so entspannend, dass sie darüber einschlafen könnten.

Nasendusche

Die Nasendusche ist eine sehr schöne Erfindung aus dem Yoga. Über die Schleimhäute der Nase werden Giftstoffe ausgeschieden. Beim Schnupfen leiden wir unter der Sekretflut. Nasenduschen hilft aber nicht nur gegen Schnupfen und Heuschnupfen, der reinigende Effekt passt auch bestens zur allgemeinen Säuberung während einer Kur.

Anwendung: Sie können Ihre Nase ganz einfach duschen, indem Sie 1 Teelöffel Salz in 250 ml lauwarmem Wasser auflösen, das Wasser über die hohle Hand in die Nase ziehen und ausschneuzen. Wem das zu archaisch ist, der kann sich eine Nasendusche aus der Apotheke besorgen. Dort wird auch spezielles Salz für die Nasendusche angeboten, profanes Kochsalz tut's aber auch.

Nach dem Duschen sollten Sie die Nasenschleimhäute mit bestem Olivenöl

vor dem Austrocknen schützen. Wenige Tropfen Öl auf eine Fingerkuppe geben und die Naseninnenseiten damit ausreiben. Duschen Sie Ihre Nase für eine Minute jeweils morgens und abends.

Öle zum Ölkauen bzw. Ölziehen

Zugegeben, Ölkauen oder Ölziehen ist nicht jedermanns Sache. Probieren Sie einfach aus, ob es Ihnen „schmeckt". Das Öl bindet Schadstoffe und verändert dabei seine Konsistenz und Farbe. Durch das Kauen und einspeicheln wird es dünnflüssiger, die ausgespuckte Flüssigkeit sollte milchig-trüb sein; ist sie noch gelb, haben Sie nicht lange genug gekaut.

Anwendung: Sie nehmen 1 Esslöffel bestes, kalt gepresstes Pflanzenöl (was immer Sie geschmacklich mögen) in den Mund und kauen es langsam und gründlich durch, ziehen es durch die Zähne, schlucken es aber nicht, sondern spucken es nach 5 bis 10 Minuten aus.

Am besten kauen Sie das Öl morgens vor dem Zähneputzen. Nach dem Ausspucken die Mundhöhle gründlich mehrmals mit Wasser ausspülen und die Zähne putzen.

Trockenbürsten und Wechselduschen

Der Kreislauf kann in den ersten Tagen der Kur ins Schlingern kommen. Weil der Flüssigkeitsumsatz ungewöhnlich hoch ist oder der Kaffee fehlt oder der zuckerhaltige Riegel zwischendurch. Für Hypertoniker ist die Tendenz zu niedrigem Blutdruck ganz schick, denn sie werden ihre Blutdrucktabletten möglicherweise reduzieren können – immer unter ärztlicher Aufsicht versteht sich. Allen, die zu einem niedrigen Blutdruck tendieren, seien Trockenbürsten und Wechselduschen empfohlen. Beides regt den Kreislauf an.

Anwendung: Beim Trockenbürsten streichen Sie den Körper mit einer Körperbürste oder bei empfindlicher Haut mit einem trockenen Schwamm aus. Sie beginnen an den Füßen und streichen mit sanftem Druck Richtung Herz bis zu den Leisten. Dann die Arme von außen nach innen, von den Händen zu den Oberarmen, von den Schultern über den Brustkorb zum Herz. Schließlich den Bauch vom Unterbauch zum Zwerchfell. Wenn sich die Haut leicht rötet, ist sie gut gebürstet. Dann können Sie die Dusche anwerfen und zur Wechseldusche übergehen, warm/kalt/warm/kalt … zum Abschluss immer kalt. Nehmen Sie sich morgens fünf Minuten Zeit dafür.

Zungenschaber

Was einem auf der Zunge liegt, ist nicht immer schön anzusehen. Der Zungenbelag ist ein guter Indikator für den Zustand des Verdauungstraktes. Ist er dick, weiß oder gelb, dann stimmt's im Darm nicht. Unangenehm wird's, wenn der Zungenbelag Mundgeruch verursacht. Während der Kur können Sie beobachten, wie der Zungenbelag von Tag zu Tag zurückgeht. Unterstützen können sie das mit einem Zungenschaber, den es in jeder Apotheke gibt.

Anwendung: eine Minute am Morgen und Abend mit dem Zähneputzen.

Kein Bittersalz, kein Glaubersalz

Bittersalz (Magnesiumsulfat) und Glaubersalz (Natriumsulfat) treiben den Darm zur Ausscheidung an. Die Darmperistaltik wird angeregt, die Stuhlfrequenz steigt bis zum Durchfall. Das kann zu Komplikationen führen. In meiner ärztlichen Praxis habe ich einige Patienten erlebt, die die Salze auf eigene Faust eingenommen hatten und dann mit Bauchkrämpfen in der Sprechstunde erschienen sind. Was immer die Gründe waren – Elektrolytverlust oder mobilisierte Giftstoffe –, eine Einnahme ohne ärztliche Begleitung und vor allem ohne eine professionelle ärztliche Bauchbehandlung wie bei der F. X. Mayr-Kur ist nicht zu empfehlen. Die Entspannungsübungen für den Darm, die ich auf den nächsten Seiten vorstelle, reichen dafür nicht aus. Grundsätzlich sollte man Glaubersalz wegen des Natriumgehalts bei Bluthochdruck nicht einnehmen.

Erste Entspannungs- übungen

Lernen Sie schon hier erste Entspannungs- übungen für den Bauch und Darm kennen. Weitere Übungen folgen ab Seite 104.

Sommer für den Bauch

Verschränken Sie wie in der Zeichnung unten die Finger und legen Sie die Hände unter den Hinterkopf, die Arme liegen auf dem Boden, die Ellbogen zeigen nach außen. Sie liegen entspannt wie auf einer Sommerwiese, über Ihnen der blaue Him- mel. Stellen Sie die Beine auf, sodass die Füße flach auf dem Boden stehen. Legen Sie die angewinkelten Beine sanft nach links auf den Boden ab und drehen Sie dabei den Kopf nach rechts. Halten Sie die Position für 10 entspannte Atemzüge und wechseln dann die Seite. 10 bis 20 Wiederholungen.

Der Frosch

Hocken Sie sich in die Froschposition, die Fersen berühren sich und sind vom

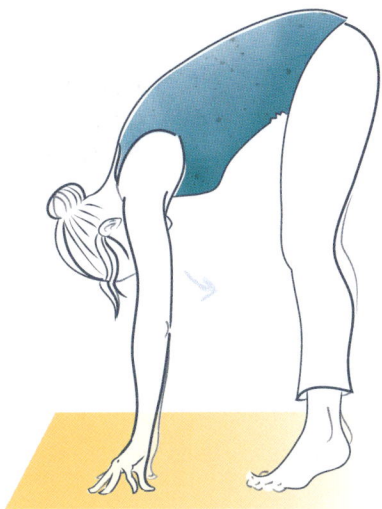

Boden abgehoben, die Hände liegen zwi- schen den Beinen flach auf dem Boden, die Knie zeigen nach außen. Der Blick ist nach vorn gerichtet. Beim Einatmen das Gesäß anheben, die Beine strecken, den Kopf zu den Knien neigen, die Handflä- chen heben sich und die Fingerspitzen stützen sich auf dem Boden ab (siehe Zeichnung oben). Beim Ausatmen in die Froschhocke zurück. 10 bis 20 Wieder- holungen.

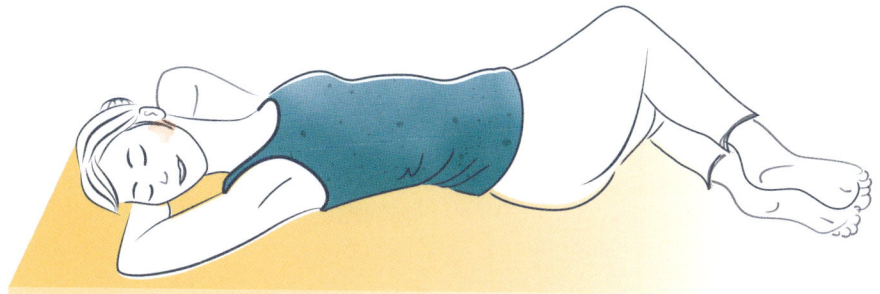

2-Wochen-Intensivkur

Jetzt wird´s spannend: Sie erfahren mit einem genauen Fahrplan, was, wann und wie Sie während der Kur essen und wie Sie sich gegen die Kurkrise wappnen.

Ich esse keinen Scheiß mehr", antwortete ein Freund, als er nach dem Geheimnis gefragt wurde, mit dem er sein Wohlfühlgewicht erreicht hatte. Die Rezepte ab Seite 121 lüften das Geheimnis. Nach welchen Kriterien wurden sie ausgewählt? Die Ernährung ist betont basisch. Die Lebensmittel sind schonend für den Darm, also leicht verdaulich. Ganz wichtig: In der zweiwöchigen Intensivkur gibt es keine Rohkost (kein Obst, keinen Salat, kein rohes Gemüse). Nach der Kur gilt: nie mehr Rohkost am Abend. Die Kartoffelrezepte sind in der Intensivkur für diejenigen gedacht, die kein Gewicht verlieren wollen. In der Nachkur sind sie für alle da. In den beiden Intensivkurwochen ist der Speiseplan bewusst monoton gehalten, um den Darm zu entlasten. Kauen Sie gut. Essen Sie langsam und mit Genuss. Essen Sie nur, was Sie vertragen. Hören Sie auf zu essen, wenn Sie satt sind. Gönnen Sie

Ihrem Darm Erholungspausen zwischen den drei Mahlzeiten und essen Sie abends nicht später als 19 Uhr.

Lebensmittel und Essrhythmus

Nun kommt der Essgenuss und dafür braucht's frische Lebensmittel, naturbelassene Produkte ohne Zusatzstoffe. Mit Gemüse oder Fischen aus der Tiefkühltruhe, die es in sehr guter Qualität gibt, können Sie auch lecker kochen.

Der Menüplan sollte eintöniger sein, als Sie es sonst vielleicht gewohnt sind. Je eintöniger, desto besser wird der Kurerfolg. Weil der Darm endlich einmal unterfordert ist und sich regenerieren kann. Denn Sie gönnen Ihrem Bauch quasi Urlaub. Urlaub heißt für Darm und Leber,

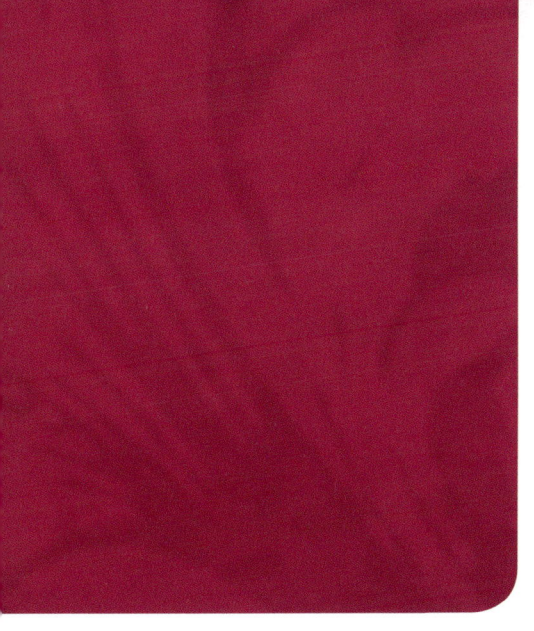

für Bauchspeicheldrüse und Gallenblase: Entlastung.

Die Basis der Rezepte sind Gemüse, weil Gemüse basenbetonte Lebensmittel sind. Sie werden in der Kur nie roh, sondern immer gedünstet gegessen. Mit Salz und Pfeffer würzen und mit guten Pflanzenölen verfeinern. Kartoffeln, Reis oder Bulgur (aus Buchweizen oder Gerste, nicht aus Weizen) sind nur mit dabei, wenn keine Gewichtsabnahme gewünscht ist. Zwei Grundrezepte benötigen Sie für die Intensivkur täglich: die Basensuppe (Seite 118) und gedünstetes Gemüse (Seite 119).

Sie brauchen sich nicht sklavisch an die Rezepte zu halten. Wie immer gilt auch hier der Grundsatz: Essen Sie nur, was es gerade frisch zu kaufen gibt, was Sie vertragen und was Ihnen schmeckt.

Die Kurkrise

Keine Kur ohne Krise. Das ist ganz natürlich. Sie ändern Gewohntes. Gewohnheiten möchten sich aber nicht so einfach ändern lassen. Die leisten Widerstand. Gewohnheiten sind bequem, selbst wenn sie keinen Sinn machen. „Die meisten leben in den Ruinen ihrer Gewohnheiten", sagte der Künstler Jean Cocteau (1889–1963). Sie können sich beglückwünschen: Sie sind nicht die meisten. Sie sagen „Nein" zu den Gewohnheiten. Sie machen die Kur.

Die Kur weckt Gelüste auf das, worauf Sie verzichten wollen, vor allem auf Süßigkeiten. Vor Ihrem geistigen Auge schweben Kekse. Kuchen. Torten. Manchmal mogelt sich auch ein Wiener Schnitzel dazwischen. Und Obst! Und Salat! Davon waren Sie früher gar kein so großer Fan, aber jetzt, da Sie darauf verzichten sollen, gerade jetzt könnten Sie das ständig essen. Wenn Sie über den Wochenmarkt oder durch den Supermarkt gehen, springt Sie genau das an, was Sie für zwei Wochen nicht essen wollen. Zwei Wochen! Wissen Sie noch, wie schnell ihr letzter 2-Wochen-Urlaub vorbei war? Wie im Flug! Und genauso schnell wird die Kur für den Darm vorbei sein. Im Rückblick: viel zu kurz!

In den ersten zwei bis drei Tagen der Kur können Kopfschmerzen auftreten. Die sind meist das Resultat des Kaffeeverzichts. Je langsamer und konsequenter

Sie den Kaffee in der Vorkur ausschleichen, desto weniger Kaffeekopfschmerzen quälen Sie. Wichtig ist, dass Sie genügend trinken (30–40 ml/kg Körpergewicht). Stilles Wasser und Kräutertees regeln die Kopfschmerzen sicher runter, genauso wie ein Glas Basenpulver.

Basenpulver wirkt auch gegen Mundgeruch, ein ebenso lästiges Übel wie ein veränderter Körpergeruch. Beides können Phänomene der ersten Kurtage sein (müssen es aber nicht). Die Gerüche weisen darauf hin, dass die Entsäuerung auf Hochtouren läuft. Je weiter die Kur fortschreitet, desto weniger schlechte Gerüche verbreiten Sie. Genauso wie beim Stuhlgang: Je sauberer der Darm wird, desto weniger stinkt der Stuhl.

Der Kreislauf geht in die Knie? Schwindel und Erschöpfung können die Folge sein. Der häufigste Grund dafür ist zu wenig Flüssigkeit. Schauen Sie nach Ihrer Trinkbilanz, entlasten Sie den Darm mit Einläufen (Seite 92) und unterstützen Sie den Kreislauf mit Wechselduschen (Seite 95).

Gut ist es, wenn Ihr Partner die Kur auch mitmacht. Gemeinsam ist man weniger allein und kann sich über Kurklippen und Durchhänger hinweghelfen. Unterstützung bekommen Sie auch von einem guten Freund oder einer guten Freundin. Oder von einem Arzt, der etwas von Ernährungskuren versteht und selbst Erfahrungen damit gesammelt hat.

Kurfahrplan

Variante 1: drei Mahlzeiten

Die empfohlenen Zeiten können um eine Stunde variieren, das Abendessen sollte aber spätestens um 19 Uhr beendet sein. Trinken Sie zwischen den Mahlzeiten 1,5 bis 3 Liter/Tag Kräutertee und stilles Wasser, das Sie mit Zitrone, Ingwer oder frischen Kräutern (z. B. Minze) auffrischen können.

Vor dem Frühstück
1 Glas lauwarmes Wasser trinken.

Entspannungsübungen für den Darm und leichte Morgengymnastik (10 bis 20 Min.)

Nach Wahl: Nasendusche, Ölkauen, Zunge schaben, Trockenbürsten/Wechseldusche

7.30 Uhr Frühstück
Bittertropfen (Seite 92);
Fladen oder Brötchen, Joghurt (Schaf oder Ziege), Ziegenquark, Reis-, Hafermilch, Mandelmus. Leinöl. Dauer: min. 30 Min.

Um die Essgeschwindigkeit zu reduzieren, beginnen Sie den Tag mit einem ausgiebigen Kautraining. Ihr Trainingswerkzeug: ein Dinkel- oder Buchweizen-Fladen (Seite 127) oder ein Dinkelbrötchen vom Bäcker Ihres Vertrauens. Fladen und Brötchen haben den richtigen Biss, wenn sie ca. ein bis zwei Tage alt sind, dann klappt das Kautraining am besten. In dünne Scheiben (ca. 0,5 cm) schneiden und jeden kleinen Bissen (etwa so groß wie Ihr Daumennagel) langsam 30-mal kauen und dabei gut einspeicheln. 30-mal klappt nicht sofort? Geduld! Nach zwei Wochen sind Sie Kauweltmeister.

Dazu löffeln Sie 125–250 g Naturjoghurt (Ziege, Schaf) oder Reis-/Hafermilch, 1 EL Leinöl einrühren. Benutzen Sie zum Essen einen kleinen Teelöffel, damit Sie wirklich langsam essen und den Joghurt gut einspeicheln. Der lässt sich mit Mandelmus verfeinern. Variante zum Joghurt: Ziegenquark. Alternativ: warmer Brei (Seite 125)

Das Frühstücksgetränk:
1 Tasse Kräutertee (Seite 93)

Hunger sollen Sie zwischen den Mahlzeiten nicht haben, weil Sie sich genüsslich satt gegessen haben. Sollte Sie in den ersten Kurtagen doch ein unwiderstehlicher Appetit plagen, können Sie ihn mit stillem Wasser, Tee oder einem Glas Basenpulver (Seite 91) vertreiben. Entspannen Sie Ihren Bauch mit den Entspannungsübungen für den Darm (Seite 97/104) – und haben Sie Geduld: Der Stoffwechsel stellt sich um, das Hungergefühl ist nach ein paar Tagen verschwunden.

Vor dem Mittagessen
Leberwickel (Seite 94); falls Ihnen mittags die Zeit nicht reicht, können Sie die Leber gerne vor dem Abendessen verwöhnen.

12 Uhr Mittagessen
Bittertropfen;
Basensuppe, Gemüse, Pflanzenöle, jeden 2. Tag Fisch oder Fleisch oder Rührei.
Dauer: min. 30 Minuten

Kautraining: jeden Bissen 30–50-mal kauen, Suppe langsam löffeln und gut einspeicheln.

Vorspeise: 1 Teller Basensuppe (Seite 118), klar oder püriert

Weich gedünstetes Gemüse: Aubergine, Fenchel, Karotte, Kürbis, Mangold, Paprika, Pastinake, Petersilienwurzel, Radieschen, Rote Bete, Sellerie, Steckrüben, Tomate, Zucchini. Beim Gemüse fehlen die Mengenangaben bewusst. Essen Sie so viel, bis Sie satt sind. Und nur das, was Ihnen schmeckt und Ihnen bekommt. (Rezepte ab Seite 118)

Jeden zweiten Tag 80 bis 100 g gedünsteter Fisch (Süßwasserfische wie Forelle oder Saibling) oder helles Fleisch (Geflügel, Kalb) (Rezepte ab Seite 121)

Zu Suppe, Gemüse, Fisch und Fleisch: Pflanzenöle wie Leinöl, Olivenöl, Kürbiskernöl, Walnussöl – ganz nach Ihrem Geschmack, die Menge bleibt Ihnen überlassen. Würzen mit Salz und Pfeffer.

Nach dem Mittagessen
Schlüsselschlaf (Seite 64)

18 Uhr Abendessen
Bittertropfen;
Basensuppe, Gemüse, Pflanzenöle.
Dauer: min. 30 Minuten

Kautraining: jeden Bissen 30–50-mal kauen, Suppe langsam löffeln und gut einspeicheln

Vorspeise: 1 Teller Basensuppe (Seite 118), klar oder püriert

An einem warmen Sommerabend können Sie das gedünstete Gemüse auch kalt in Olivenöl eingelegt genießen (Aubergine, Fenchel, Karotte, Kürbis, Mangold, Paprika, Pastinake, Petersilienwurzel, Sellerie, Tomate, Radieschen, Rote Bete, Zucchini, außerdem Avocado).

Dazu Pflanzenöle wie Leinöl, Olivenöl, Kürbiskernöl, Walnussöl – auch mengenmäßig ganz nach Ihrem Geschmack. Würzen mit Salz und Pfeffer.

Vor dem Schlafengehen noch 1 Glas Basenpulver und ein basisches Fußbad für eine erholsame Nacht. Ölkauen, Nasendusche und Zungeschaben nicht vergessen.

Variante 2: zwei Mahlzeiten

Patienten haben oft sehr gute Ideen bezüglich ihrer eigenen Gesundheit. Eine Lehrerin hatte Arbeitszeiten, für die der Kurfahrplan mit drei Mahlzeiten einfach nicht passte. Sie hatte keine klar definierte Mittagspause und war dafür um

15 Uhr zu Hause. Wir entwickelten eine Zwei-Mahlzeiten-Variante mit Basensuppe als Zwischenmahlzeit, weil sonst der Abstand zwischen Frühstück und Mittagessen zu groß geworden wäre. Das Abendessen kann dann entfallen.

Zwei Mahlzeiten passen übrigens auch ideal ins Wochenende, wenn Sie ausschlafen wollen und der Tag später losgeht. Sie werden es erleben: Nach einem ausgiebigen Frühstück und dem späteren Mittagessen um 15, 16 Uhr haben Sie abends keinen Hunger mehr. Das passt perfekt für einen entspannten Darm und eine erholsame Nachtruhe.

An Werktagen
6–7 Uhr: Frühstück wie Variante 1

10 und 12.30 Uhr: Basensuppe (Seite 118) aus der Thermoskanne in den Pausen, dazu etwas Brötchen oder Fladen.

15 oder 16 Uhr:
Mittagessen wie Variante 1

Das Abendessen kann entfallen, eine Basensuppe ist vor 19 Uhr aber immer drin.

Am Wochenende
9 Uhr: Frühstück wie Variante 1

15 oder 16 Uhr:
Mittagessen wie Variante 1

Das Abendessen kann entfallen, eine Basensuppe ist vor 19 Uhr aber möglich.

Checkliste: Esskultur während der Intensivkur

Vieles davon haben Sie schon gelesen, aber vielleicht vergessen? Zur Erinnerung:

- Verzichten Sie auf Zucker, Rohkost, frittierte Speisen, Weizen, Kuhmilch-produkte, Alkohol, Kaffee, Zigaretten.
- Keine Ablenkung beim Essen (TV, Radio, Lesen).
- Nur 3 Mahlzeiten am Tag, keine Zwischenmahlzeiten.
- Die Abstände zwischen den Mahlzeiten:
  Frühstück – Mittagessen 4–5 Stunden;
  Mittagessen – Abendessen 4–5 Stunden;
  Abendessen – Frühstück 12–14 Stunden.
- Nehmen Sie sich mindestens 30 Minuten Zeit für jede Mahlzeit.
- Kautraining: kleine Bissen, weniger als die Hälfte dessen, was sie sonst auf ein-mal in den Mund nehmen, 30–50-mal kauen, dabei das Besteck ablegen. Damit entgehen Sie dem Reflex, schnell nachzuschaufeln. Auch Suppen und Brühen gut einspeicheln und langsam löffeln. Mit kleinen Löffeln reduzieren Sie die Ess-geschwindigkeit. Genießen Sie und entdecken Sie den Geschmack der Speisen!
- Wenn Sie satt sind, hören Sie auf zu essen. Hunger sollen Sie zwischen den Mahlzeiten nicht haben. Falls doch, haben Sie bei den Hauptmahlzeiten zu we-nig gegessen. Eine Stunde vor der nächsten Mahlzeit ist aufkommender Appetit völlig okay. Bei Hungergefühl zwischendurch: Basenpulver, Kräutertee oder stilles Wasser trinken. Dem Wasser können Sie mit Zitrone, Ingwer oder frischen Kräutern wie z. B. Minze Geschmack geben.
- Essen Sie nur, was Sie vertragen, was Ihnen schmeckt und was es gerade frisch zu kaufen gibt.
- Trinken: nur vor und zwischen den Mahlzeiten, nicht zur Mahlzeit, damit die Nahrung gut gekaut und eingespeichelt geschluckt und nicht mit dem Getränk hinuntergespült wird. Insgesamt 1,5–3 Liter pro Tag zimmerwarmes stilles Was-ser und Kräutertees.
- Leberwickel vor dem Mittagessen und/oder vor dem Abendessen.
- Gönnen Sie sich nach dem Mittagessen einen Schlüsselschlaf (Seite 64) und nachts 8 Stunden Schlaf, davor einen kleinen, halbstündigen Abend-spaziergang.

Entspannungsübungen für den Darm

Jetzt ist die Zeit, Ihrem Darm Ihre ungeteilte Aufmerksamkeit zu schenken. Sie verwöhnen ihn in der Zeit der Intensivkur nicht nur mit ausgewählten Speisen, die ihm Erholung und Entspannung gönnen. Sie verwöhnen ihn auch mit leichten gymnastischen Yogaübungen. Was ist deren Funktion? Die Durchblutung und der Lymphfluss im Bauchraum werden angeregt. Lymphstauungen und Verkrampfungen werden gelöst. Der Darm wird bei der Selbstreinigung unterstützt und gewinnt neue Spannkraft. Die Entspannungsübungen für den Darm sind eine schöne Gelegenheit, den eigenen Bauch zu erkunden und kennenzulernen. Wie fühlt er sich an? Ist er entspannt oder angespannt? Zwickt er? Drückt er? Ist er aufgebläht?

Ob Sie sich für die Entspannungsübungen morgens oder abends 10 bis 20 Minuten

Zeit nehmen, bleibt Ihnen überlassen, zweimal am Tag geht natürlich auch. Sofern nicht anders beschrieben beginnen alle Übungen auf dem Rücken liegend, die Beine sind ausgestreckt und liegen beieinander. Wiederholen Sie jede Übung 10 bis 20-mal und machen Sie nach jeder Übung eine kurze Pause mit ein paar bewussten, entspannten Atemzügen. Sie können die Übungen gerne nach der Kur in Ihren Alltag einbauen, Ihr Darm und Sie bleiben entspannt.

Der Bauchschmeichler

- Sie liegen wie in der Zeichnung links entspannt auf dem Rücken und streichen über den Bauch von rechts nach links. Sie folgen dabei dem Verlauf des Dickdarms, der vom rechten Unterbauch nach oben zum Rippenbogen verläuft, dann quer über den Oberbauch und auf der linken Seite nach unten.
- Benutzen Sie beide Hände abwechselnd. Mit wie viel Druck Sie dabei arbeiten, bleibt Ihnen überlassen.

Angenehm soll es sein. Angenehm! Eine Entspannungsübung ist kein Bodybuilding, sie soll Sie nicht ins Schwitzen bringen, sondern in die Entspannung. Achten Sie darauf, dass Ihre Atmung entspannt fließt.

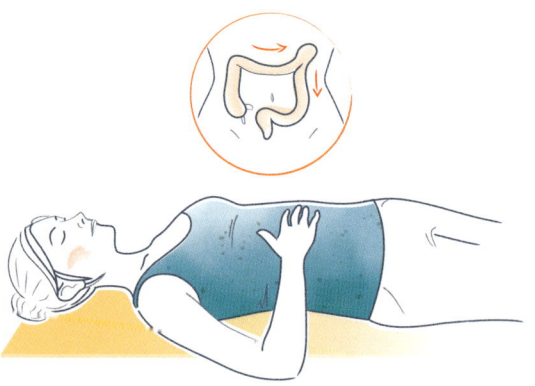

‹› Der Bauchschmeichler

Die Bauchatmung

Eine spannende Erkenntnis aus meiner ärztlichen Praxis ist: Menschen, die Bauch haben, haben Probleme, mit dem Zwerchfell zu atmen. Im ersten Kapitel (Seite 17) haben Sie schon darüber gelesen, dass alle Menschen, die einen zu hohen Druck im Bauch haben, einen Zwerchfellhochstand haben. Die Atmung ist behindert, die Säurebelastung steigt. Dagegen gibt es nur zwei Mittel: raus mit dem hohen Druck aus dem Bauchraum durch die neue Esskultur und das bewusste Training der Bauch- bzw. Zwerchfellatmung. Hier kommt die Übung dazu:

- Formen Sie mit beiden Händen ein auf dem Kopf stehendes „U" und platzieren Sie es eine Handbreit unterhalb des Nabels. So umfassen Sie den Dünndarm. Beide Hände üben einen leichten Druck nach oben aus Richtung Kopf. Viel Druck? Nein, sanfter Druck. Achten Sie auf Ihre Atmung. Auf das Einatmen und Ausatmen. Das geht ganz von selbst, sie müssen nichts dafür tun.
- Beim nächsten Einatmen konzentrieren Sie sich bitte darauf, alle Luft in den Bauch zu ziehen. Der Bauch wölbt sich prall, die Hände werden gegen den leichten Druck, den Sie aufgebaut haben, nach unten in Richtung der Füße geschoben (obere Zeichnung).
- Halten Sie kurz inne, wenn die Einatmung beendet ist. Atmen Sie dann genüsslich aus. Ihre Hände unterstützen das durch den leichten Druck nach oben Richtung Kopf (untere Zeichnung). Ausatmen dauert übrigens etwa doppelt so lange wie Einatmen. Und wenn Sie glauben, Sie hätten fertig ausgeatmet, dann atmen Sie noch einen Tick weiter aus.

- Am Ende der Ausatmung machen Sie eine kleine Pause. Dann geht's von vorn los: einatmen, tief in den Bauch bis er prall gewölbt ist …

Variante im Sitzen: Setzen Sie sich aufrecht in einen bequemen Stuhl, die Hände liegen auf den Stuhllehnen oder auf dem Tisch. Beim Einatmen konzentrieren Sie sich bitte darauf, alle Luft in den Bauch zu ziehen. Der Bauch wölbt sich prall nach vorne. Beim Ausatmen ziehen Sie den Bauch eine und drücken alle Luft mit der Bauchmuskulatur nach draußen. Der Brustkorb bewegt sich dabei nicht. 10 bis 20 Wiederholungen entspannen auch sehr gut in Stresssituationen.

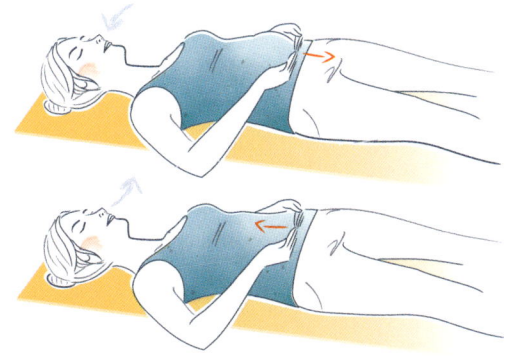

❯ Die Bauchatmung

Die gaslösende Stellung

Eine klassische Yogaübung, deren Name Programm ist. Mit der gaslösenden Stellung lösen sich Darmgase. Die Übung ist übrigens auch super für den Rücken geeignet, wenn Sie chronische Beschwerden im Lendenwirbelbereich haben.

- Aus der Ausgangsstellung winkeln Sie ein Bein an, das andere liegt flach ausgestreckt auf dem Boden. Umfassen Sie beim Einatmen das angewinkelte Knie mit den Händen, heben den Kopf zum Knie und ziehen es beim Ausatmen leicht gegen den Bauch (obere Zeichnung).
- Beim nächsten Einatmen drücken Sie das Knie mit dem Bauch von sich weg, das Knie bleibt dabei gebeugt und mit den Händen umfasst (untere Zeichnung).
- Beim Ausatmen ziehen Sie das Knie wieder mit den Händen zu sich und drücken den Bauch nach unten.

- 10 bis 20 Wiederholungen, dann legen Sie mit einer Ausatmung Bein und Kopf ab und wiederholen die Übung mit dem anderen Bein. Legen Sie beide Beine flach auf den Boden.

Dann folgt die Variante, bei der beide Beine gleichzeitig angezogen werden.

- Beugen Sie (einatmen) beide Beine, umfassen die Knie mit beiden Händen, heben den Kopf zu den Knien und ziehen sie (ausatmen) zum Bauch. 10 bis 20 Wiederholungen.
- Legen Sie den Kopf wieder flach auf den Boden und lassen Sie die Knie mit leicht rollenden Bewegungen nach beiden Seiten jeweils 10 bis 20-mal kreisen.
- Strecken Sie die Beine aus und wiederholen Sie den Zyklus mehrere Male, wie es für Sie angenehm ist. Achten Sie dabei auf eine ruhig fließende Atmung. Der Bauch entspannt mit jedem Atemzug.

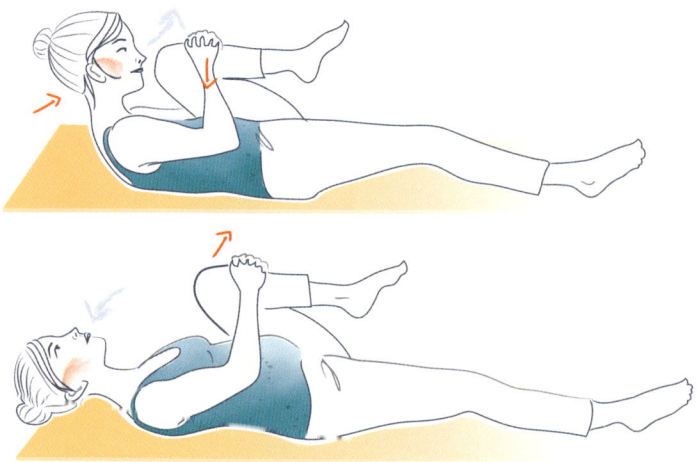

Der Bauchbeschützer

- Sie setzen sich auf die Fersen, beugen sich dann nach vorne und legen die Stirn auf den Boden. Die Arme liegen seitlich neben dem Körper, die Handflächen zeigen nach oben.
- Entspannt einatmen und ausatmen, das Ausatmen dauert doppelt so lange wie das Einatmen. Am Ende der Ausatmung machen Sie eine kleine Pause und atmen noch ein bisschen mehr aus, bis der Impuls zum Einatmen kommt. Halten Sie diese Position 10 bis 20 Atemzüge.

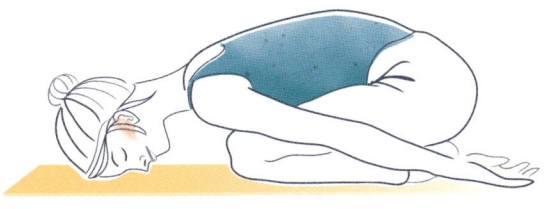

⬥ Der Bauchbeschützer

gestreckt, der linke Arm zieht nach unten.
- Einatmen und in die Ausgangsposition. Dann Seitwärtsbeuge zur rechten Seite.
- Gerade stehen, den Rücken nicht nach vorne oder hinten neigen.
- Für die Drehung bitte zurück in die Ausgangsposition mit zur Seite ausgestreckten Armen. Drehen Sie Oberkörper und Arme, die dabei ganz gestreckt bleiben, so weit wie möglich nach links (einatmen), zurück in die Ausgangsposition (ausatmen), eine Ein- und Ausatmung innehalten, mit dem nächsten Einatmen nach rechts drehen – und zurück.
- Wiederholen Sie die Übung, so oft es für Sie angenehm ist.

Seitwärtsbeuge und Drehung

- Sie stehen entspannt, die Füße haben schulterbreiten Abstand. Strecken Sie die Arme mit nach unten weisenden Handflächen parallel zum Boden zur Seite aus.
- Beim Ausatmen Beugung aus der Hüfte nach links, dabei wird der rechte Arm aufwärts und über den Kopf nach links

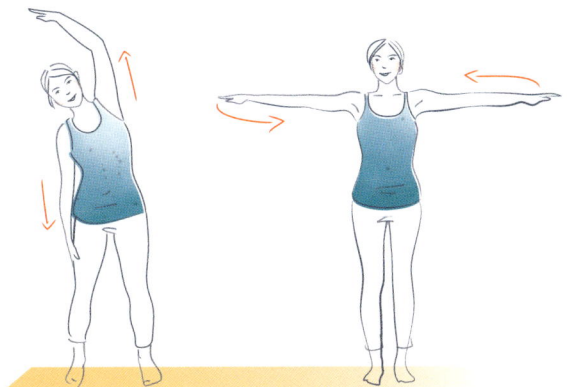

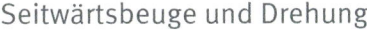

⬦ Seitswärtsbeuge und Drehung

Nachkur und Neustart

Herzlichen Glückwunsch, Sie haben es geschafft! Zwei Wochen Intensivkur liegen hinter Ihnen. Sie sind entspannter geworden, Ihr Bauch hat sich beruhigt. Wie geht es weiter?

Die Stimmung hat sich aufgehellt. Sie können sich wieder konzentrieren. Sie sind erstaunt, mit wie viel weniger Essen Sie doch leistungsfähig sind. Sie haben ganz neue Geschmackserlebnisse. Sie lassen sich fürs Essen Zeit. Sie sind ein Genießer geworden.

Die Nachkur

Aber Sie haben auch Lust, Ihren Speiseplan wieder zu erweitern. Essen Sie, was Sie wollen und vertragen, aber zur richtigen Tageszeit und mit der richtigen Geschwindigkeit. Genießen Sie wieder:

- Kartoffeln, Reis, Teigwaren, Bulgur (möglichst keine Weizenprodukte)
- Käse, Frischkäse, Hüttenkäse, Quark, Buttermilch (Milchprodukte bevorzugt von Schaf und Ziege), Butter

- Eier (Rührei oder weiches Ei, weil es leichter verdaulich ist als ein hart gekochtes)
- Zum Frühstücksmüsli gedünstetes Obst oder geriebener Apfel (beginnen Sie mit ¼ Stück und steigern Sie bei Verträglichkeit täglich um ¼ Stück bis zu einem ganzen Apfel)
- Zum Süßen Ahornsirup, Honig
- Sauerteigbrot (kein Weizen)
- Weitere Gemüsesorten nach Geschmack und Verträglichkeit
- Würzen Sie mit Salz, Pfeffer, Gewürzen und frischen Kräutern (besonders gut für den Darm: Oregano, Thymian, Rosmarin)

Wichtig: Bleiben Sie den guten Pflanzenölen treu, genießen Sie deren Geschmack und Energie. 1 bis 2 EL Leinöl am Tag pur oder in einen Joghurt eingerührt pflegen den Darm (Seite 27).

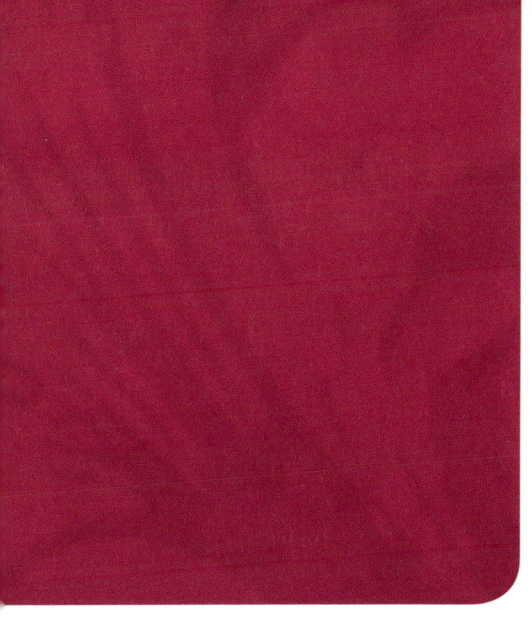

Womit Sie auch wieder starten können, wenn Sie's gar nicht mehr erwarten können: mit der ersten Tasse Kaffee oder einem Espresso. Nach zwei Wochen Auszeit werden Sie über den Geschmack und die Wirkung erstaunt sein. So stark hatten Sie die nicht in Erinnerung. Trinken Sie ruhig ein Glas Wasser dazu, obwohl von Franz Kafka (1883–1924) der Satz überliefert ist: „Kaffee dehydriert den Körper nicht. Ich wäre sonst schon Staub."

Der Neustart

Man kann alles übertreiben, auch die Beschäftigung mit dem Essen. Wenn die Suche nach dem „gesunden" Essen in Panikattacken mündet, weil man nicht mehr weiß, was man essen soll, dann ist das ein ernstes Symptom dafür, dass die Orthorexie (v. griech. orthos „richtig", orexis „Appetit") ausgebrochen ist. Den Krankheitsbegriff hat der amerikanische Arzt Steven Bratman erfunden und beschreibt damit eine Essstörung, die bevorzugt eine „hippe" großstädtische Klientel befällt, Menschen, die sich mehr an trendigen Ernährungsideologien orientieren als an ihren Wünschen und Bedürfnissen. Sie kasteien sich mit Verboten und vertrauen – statt sich selbst – lieber Food-Missionaren, die über digitale Medien neueste Ernährungsmethoden propagieren. Ständig kreisen die Gedanken ums Essen. Schuldgefühle entstehen, wenn die Regeln nicht eingehalten werden. Als Eltern überwachen Orthorektiker

Und Rohkost? Mit Rohkost sollten Sie unbedingt noch eine weitere Woche warten. Ihr Bauch könnte in die Knie gehen, wenn Sie ihn zu früh mit schwer verdaulichem frischem Obst und Salat traktieren.

Gedünstetes Obst können Sie zum Frühstück gerne dazu nehmen, es ist leichter verdaulich als in rohem Zustand. Geriebener Apfel ist eine sehr gut verträgliche Variante. Den geriebenen Apfel können Sie in Joghurt oder Müsli einrühren und langsam löffeln. Zur Erinnerung: Das englische Sprichwort „An apple a day keeps the doctor away" bedeutet nicht, dass Sie jeden Tag einen Apfel essen müssen. Es darf auch anderes Obst sein. Aber die Menge sollte eine Handvoll am Tag nicht überschreiten. Das Gleiche gilt für Salat: Eine Handvoll am Tag passt gut zum Mittagessen, reicht völlig aus und schont den Darm.

alles, was ihre Kinder zu sich nehmen, moralisieren mit Begriffen wie „gesund" und „ungesund" und impfen schlechtes Gewissen ein. Kein Wunder, wenn Kinder dann Essstörungen entwickeln.

Was also tun? Für den gelungenen Neustart möchte ich Ihnen folgenden Kernsatz mit auf den Weg geben:

Essen Sie, was Sie wollen und vertragen, aber essen Sie's zur passenden Zeit und lassen Sie sich dabei Zeit.

Das bleibt von der Kur: Sie essen weniger, weil Sie langsamer essen, und höchstens noch dreimal am Tag. Sie speisen entspannt und genussvoll. Sie kochen sich basenbetonte Gerichte, reduzieren das Abendessen und gönnen Ihrem Darm zwischen Abendessen und Frühstück mindestens 12 Stunden Ruhe.

Was aber, wenn Sie zum Abendessen eingeladen sind oder einmal in der Woche abends schön essen gehen wollen? Mit mehreren Gängen? Kein Problem: Freuen Sie sich auf diesen „Schlemmerabend" und genießen Sie ihn. Am nächsten Tag steuern Sie wieder um und takten sich zurück in den richtigen Essrhythmus. Sie haben ihn inzwischen trainiert. Einmal im Monat können Sie auch eine „Wochenendkur" mit zwei Kurtagen einschieben. Gönnen Sie Ihrem Darm einen Kurzurlaub. Mit Einlauf, Basenpulver, Leberwickel …

Bewegung und Entspannung gehören dazu

Wie viel Bewegung darf's denn sein, damit Sie fit bleiben? Der eine muss ständig in Bewegung sein, der andere ist eher der gemütliche Typ. Es gibt also auf die einfache Frage nach dem richtigen Maß an Bewegung letztlich nur eine individuelle Antwort. Wer keinen Ehrgeiz hat, einen Marathon zu laufen (was ich gut verstehen kann), dem habe ich sechs Punkte zusammengestellt, wie er sich einfach mehr bewegen kann.

- 10 000 Schritte täglich sind ideal. Schrittzähler sind inzwischen in die meisten Smartphones integriert.
- Gehen Sie kurze Strecken nur noch zu Fuß, nehmen Sie für Besorgungen das Fahrrad.
- Meiden Sie Rolltreppen und Fahrstühle. Wer täglich mehrere Treppen zu Fuß geht, der bleibt auch ohne Fitnessstudio fit.
- Nie lange am Stück sitzen! Eine aktuelle Analyse zeigte: Wer 2 bis 4 Stunden am Tag sitzt, hat ein um 8 bis 16 Prozent erhöhtes Darmkrebsrisiko. Also bei der Arbeit immer wieder aufstehen und sich bewegen.
- Muskeln verbrauchen Energie und wollen trainiert werden. Praktizieren Sie mindestens einmal in der Woche gezieltes Muskelaufbautraining. Tipp: Yoga verbindet Muskelaufbau mit Entspannung.

- Vor dem Frühstück Entspannungsübungen für den Darm und Morgengymnastik (10–20 Minuten).
- Zwei- bis dreimal in der Woche für 30 Minuten richtig ins Schwitzen kommen. Sauna ist auch gut, aber ich meinte jetzt durch Dauerlaufen oder Fahrradfahren ins Schwitzen kommen. Beim Joggen haben Sie dann das richtige Maß für sich gefunden, wenn Sie dabei noch lächeln können. Laufen ist keine Qual, sondern die schönste Art, sich auf eigenen Beinen durch die Welt zu bewegen – neben Schwimmen, Tanzen ... bewegen Sie sich so, wie es Ihnen Spaß macht.
- Mindestens einmal in der Woche raus in die Natur und gemütlich wandern. Im Wald, in den Bergen, an der See ... überall dort, wo der Stress nachlässt.
- Abendspaziergang und Entspannungsübungen für den Darm nicht vergessen.
- Für Bewegung gibt es keine Altersgrenze: Ausdauer, Kraft und Beweglichkeit sollten in jedem Alter trainiert werden.

Was tun Sie für Ihre Entspannung? Die häufigste Antwort, die ich auf diese Frage in der Praxis bekomme, lautet: Sport. Sport ist prima, aber keine Entspannung. Beim Sport sind Sie in Aktion, in einem Spannungszustand. Das soll auch so sein, damit Herz, Kreislauf und Muskeln trainiert werden. Entspannung ist der Ruhepol im Leben. Es gibt eine Fülle von Entspannungstechniken, die Sie erlernen können: Achtsamkeitsübungen, autogenes Training, Meditation, Muskelrelaxation, Tai-Chi, Yoga. Die Entspannungsübungen für den Darm (Seite 97/104) sind ein guter Anfang. Was noch? An einem See oder Fluss sitzen. Die Aussicht in einer Berglandschaft genießen oder den Duft einer Wiese oder die Geräusche eines Waldes. Ein Buch lesen, Musik hören, meditieren, atmen, einfach mal faul sein und gar nichts tun. Wie gut können Sie Nichtstun?

Nichtstun hat kein gutes Image. Dabei ist Nichtstun eine Kraftquelle. Wer ohne schlechtes Gewissen zwischendurch nichts tun kann, ist produktiver, wenn es wieder an die Arbeit geht. Gerade in Stresszeiten ist eine entspannte Regeneration wichtig, um nicht aus der Puste zu kommen. Die Berufskrankheit unserer Zeit, der Burnout, hat eine wesentliche Ursache in der Unfähigkeit, nichts zu tun. „Verschiebe nicht auf morgen, was genauso gut auf übermorgen verschoben werden kann", ist ein ganz hilfreicher Entspannungtipp von Mark Twain (1835–1910).

Wofür lebe ich? Erlaube ich es mir, faul zu sein? Frei zu sein? Es lohnt sich, immer wieder darüber nachzudenken. Der erste Schritt zum Nichtstun ist Nein sagen. Nicht erreichbar sein. Tagträumen. Ziellos flanieren. Durchatmen. Sich selbst pflegen. Dem Bauchgefühl und der Intuition Raum geben. Mit dem Partner faul und zärtlich sein ... Wofür Sie allerdings nicht zu faul sein sollten, ist Kochen, Kauen und das Essen gemeinsam mit der Familie und mit Freunden zu genießen.

Das ideale Tagesmenü

Das „ideale Tagesmenü" bietet Ihnen Anhaltspunkte für eine neue Esskultur. Nehmen Sie es als Orientierungshilfe, nicht als Gesetz.

Vor dem Frühstück
1 Glas lauwarmes Wasser kurbelt den Stoffwechsel an.

Entspannungsübungen für den Darm, und Morgengymnastik (10 bis 20 Minuten)

Zwischen 6 und 8 Uhr Frühstück
- Dauer: mind. 30 Min.
- Langsam essen, gut kauen.
- Extra: 1 EL Leinöl pur (oder in Müsli oder Joghurt einrühren)

Wählen Sie aus, was Sie mögen und vertragen:
- Sauerteigbrot (kein Weizen)
- Butter, frische Kräuter, Brotaufstriche ohne Hefe, Mandelmus, Honig, Ahornsirup
- Müsli: Getreideflocken (kein Weizen), Leinsamen, Flohsamen, Haferkleie, Sesam, Kürbis-, Sonnenblumenkerne, Nüsse, Rosinen, geriebener Apfel, gedünstetes Obst
- Warmer Getreidebrei (Porridge)
- Obst (eine Handvoll)
- Eiweißprodukte: Eierspeisen, Schinken (Rind, Lamm), Quark, Joghurt, Käse, Frischkäse, Hüttenkäse, Buttermilch

(Milchprodukte bevorzugt von Schaf und Ziege)
- Gemüse: Avocade-Tomaten-Gurken-Salat, gedünstetes Gemüse, Gemüsebrühe oder Suppen
- Belebende Kräutertees: grüner Tee, Zitronengras, Brennnessel, Eisenkraut (Verveine), Pfefferminze, Rosmarin (nicht bei hohem Blutdruck)
- 1 Espresso, wenn Sie mögen

4 bis 5 Stunden Pause für den Darm. Getränke für Zwischendurch: Tee, stilles Wasser mit Zitrone, Ingwer oder frischen Kräutern (z. B. Minze)

Zwischen 12 und 14 Uhr Mittagessen
Wenn Sie die Menüvariante mit zwei Mahlzeiten ohne Abendessen bevorzugen, dann legen Sie das Mittagessen etwas später zwischen 14 und 16 Uhr.

Das vorgeschlagene Mittagsmenü umfasst drei Gänge, Sie können es aber gerne entsprechend der italienischen Küche auf vier Gänge erweitern und mediterrane Trennkost praktizieren: Kohlenhydrate (Nudeln und Reis) und Eiweiß (Fleisch und Fisch) werden getrennt serviert.

- Dauer: mind. 30 Min.
- Langsam essen, gut kauen.
- Gute Pflanzenöle zu allen Gerichten

Wählen Sie aus, was Sie mögen und vertragen:

- Vorspeise: kleiner Salat, Wildkräuter (eine Handvoll), Gemüsesuppe oder Kraftbrühe (Rind, Huhn) oder mariniertes gedünstetes Gemüse (kalt)
- Hauptgericht: gedünstetes Gemüse (warm), Kartoffeln, Reis, Teigwaren, Bulgur (möglichst keine Weizenprodukte), Eierspeisen, Pilze. Jeden zweiten Tag Fisch oder Fleisch
- Dessert: Käse, kleines Obstdessert, Süßspeisen

4 bis 5 Stunden Pause für den Darm. Getränke für zwischendurch: Tee, stilles Wasser

Zwischen 17 und 18 Uhr Abendessen

Sie können das Abendessen nach einem späten Mittagessen auch ausfallen lassen wie in der Kurvariante 2.

- Dauer: mind. 30 Min.
- Langsam essen, gut kauen.
- Gute Pflanzenöle zu allen Gerichten

Wählen Sie aus, was Sie mögen und vertragen:

- Gemüsesuppe oder Kraftbrühe (Rind, Huhn)
- Gedünstetes Gemüse (warm oder kalt)
- Falls nicht schon beim Mittagessen, jeden zweiten Tag Fisch oder Fleisch

12 bis 14 Stunden Pause vom Abendessen bis zum Frühstück.

Ein guter Kräutertee zur Nacht und für die Verdauung mit Fenchel, Anis, Kümmel, Lavendel, Hopfen, Baldrian

Am Wochenende

Wein, Bier, Cocktails, Aperitifs, Digestifs … genießen Sie das Leben!

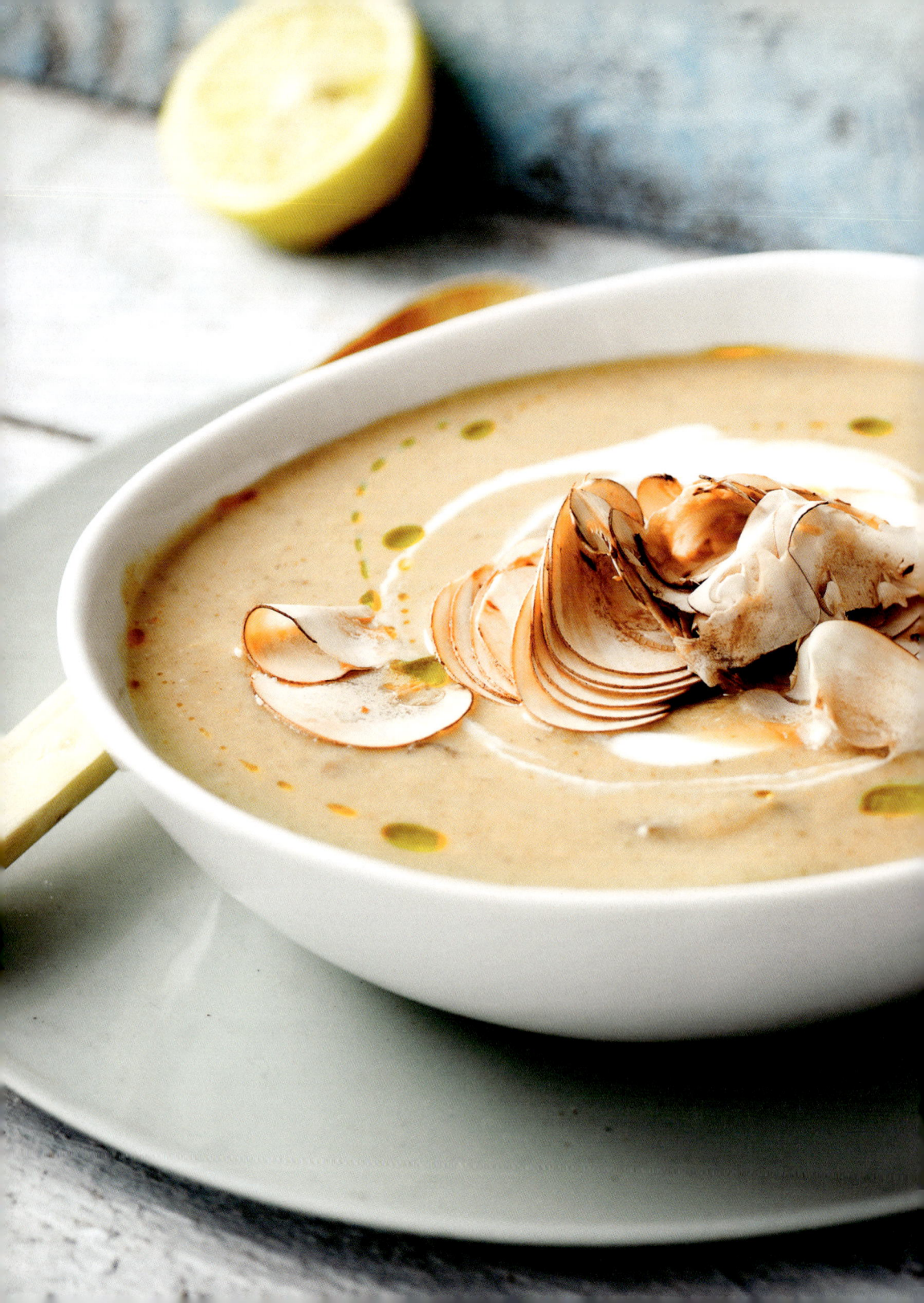

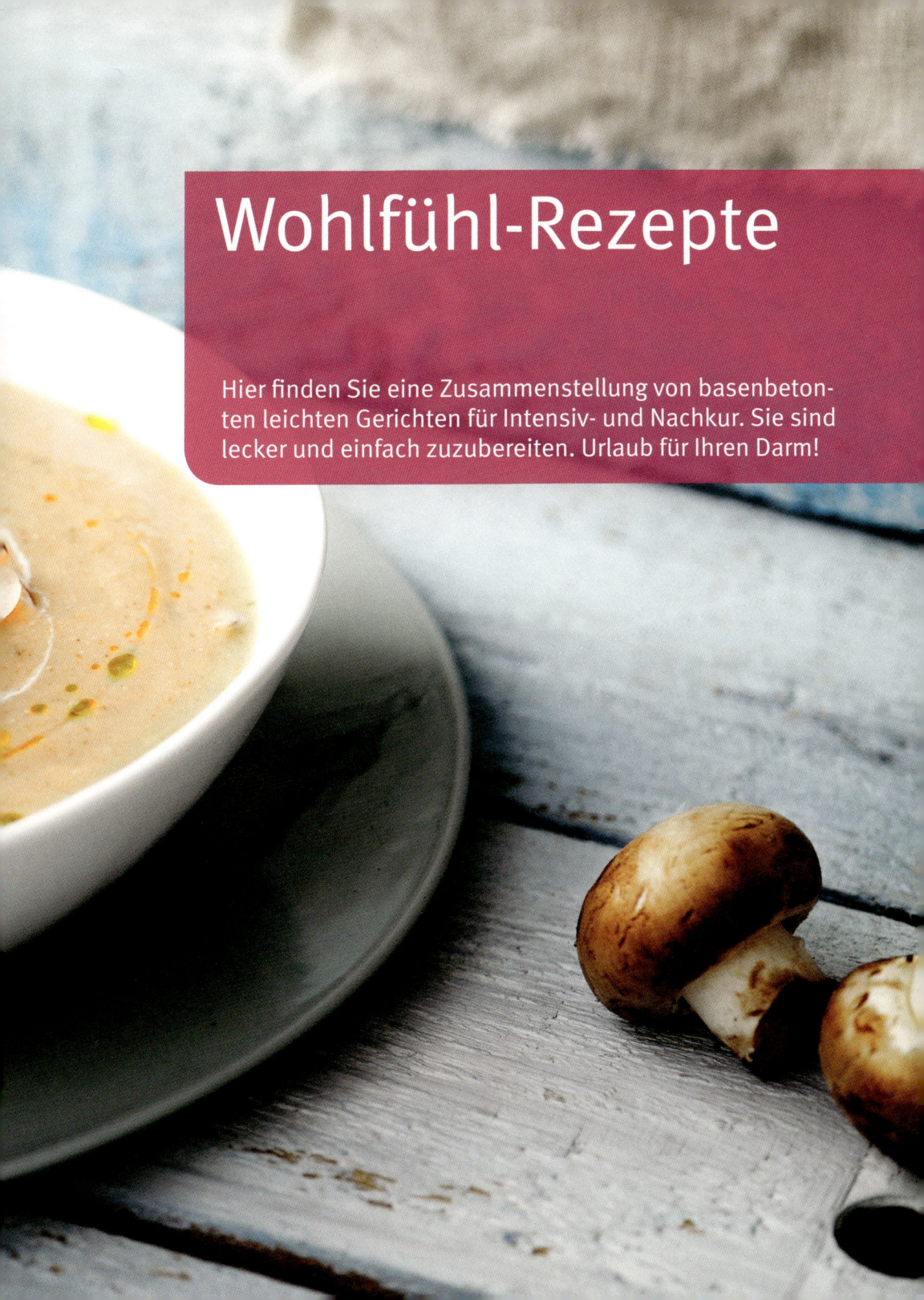

Wohlfühl-Rezepte

Hier finden Sie eine Zusammenstellung von basenbetonten leichten Gerichten für Intensiv- und Nachkur. Sie sind
lecker und einfach zuzubereiten. Urlaub für Ihren Darm!

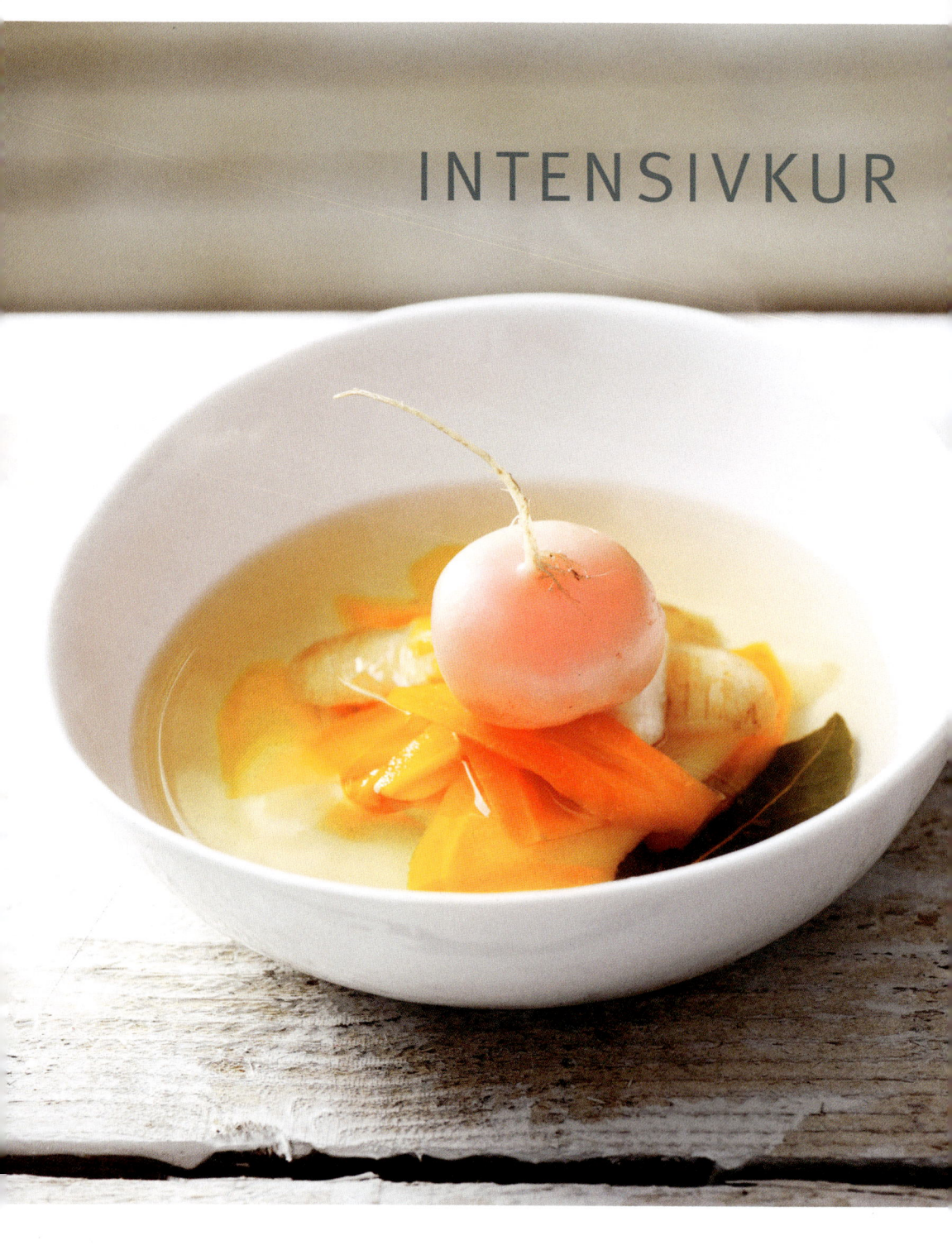

Freuen Sie sich auf eine Auswahl leckerer Rezepte, die leicht zuzubereiten sind und Ihren Darm schonen. Ganz bewusst ist der Speiseplan in der Intensivkur einfach gehalten, auf belastende Zutaten wird verzichtet. Weizen, Kuhmilch und Soja sind die drei Lebensmittel, die am Häufigsten Unverträglichkeiten und Allergien verursachen. Meiden Sie diese auch nach der Kur – und Ihr Darm bleibt entspannt.

Trainieren Sie während der Intensivkur eine kluge Esskultur. Essen Sie langsam und mit Genuss, kauen Sie gründlich. Bestimmen Sie selber, was und wie viel Sie essen und hören Sie auf, wenn Sie satt sind, auch wenn der Teller noch nicht leer ist. Essen Sie über den Tag verteilt drei Hauptmahlzeiten und gönnen Sie Ihrem Darm dazwischen ausreichend Erholungszeit. Das Abendessen sollte bis 19 Uhr beendet sein, dann finden Sie gut in den Schlaf und wachen am nächsten Morgen erholt auf.

Essen Sie während der Intensivkur keine Rohkost, denn diese belastet den Darm. Meiden Sie also Obst, Salat und rohes Gemüse. Sie wollen mit der Kur Gewicht verlieren? Dann verzichten Sie in der Intensivkur auf die Kartoffelrezepte – in der Nachkur stehen sie wieder auf der Speisekarte.

❮ Basensuppe, S. 118

Basensuppe, klar oder püriert

Für 2 Personen
⊘ 25 Min.

- 200 g frisches Wurzel-
  gemüse, z. B. Karotte,
  Sellerieknolle, Fenchel-
  knolle, Petersilienwurzel,
  Pastinake, Radieschen,

  Steckrüben (Kartoffeln,
  wenn Sie kein Gewicht
  verlieren möchten)
- Wasser
- 2 Lorbeerblätter

- Zweige von frischen Kü-
  chenkräutern (z. B. Thy-
  mian, Majoran, Petersilie
- Salz
- Pfeffer
- Olivenöl

● Gemüse unter fließendem Wasser sauber bürsten, schälen, klein schneiden, in einem Topf mit Wasser bedecken und zum Kochen bringen.

● Kräuter und 1 TL Salz zugeben und etwa 40 Min. köcheln lassen. Mit Pfeffer abschmecken. Kräuterzweige und Lorbeerblätter entnehmen.

● Sie können die Suppe klar essen oder mit einem Mixer pürieren. Falls die Suppe zu dick geworden ist, Wasser zugeben und nochmals kurz aufkochen. Mit 1–2 EL Olivenöl pro Teller verfeinern. Die Basensuppe kann im Sommer auch kalt serviert werden.

Tipp Aus Gemüseabfällen wie Schalen, Blatt- und Wurzelresten können Sie ganz einfach eine **Basenbrühe** zubereiten, indem sie die Reste säubern, mit Wasser bedecken, 30 Min. auskochen und sieben. Das Ergebnis ist eine extrem gehaltvolle Gemüsebrühe, die Sie warm trinken oder zum Garen von Gemüse, Fleisch und Fisch nutzen können. Die Brühe lässt sich gut portionsweise auf Vorrat einfrieren. In einer Thermoskanne sind Basensuppe oder Basenbrühe ideal fürs Büro.

Hinweis:

Vermissen Sie Zwiebeln und Knoblauch? In der Intensivkur und der ersten Nachkur-Woche bleiben die draußen, genauso wie Lauch, Kohlgemüse, Pilze und Rohkost. Damit der Darm sich entspannt erholen kann.

Gedünstetes und mariniertes Gemüse

Für 2 Personen
⊘ 15 Min. + 20–30 Min. Kochzeit

1 Zucchini • 1 Aubergine • 1 Fenchel •
1 gelbe oder rote Paprika • (Kartoffeln oder
Süßkartoffeln, wenn Sie kein Gewicht
verlieren möchten) • Salbeiblätter • Salz •
Pfeffer • 1 EL Olivenöl • Balsamico

● Gemüse waschen, klein schneiden
und im Dampfgarer dünsten oder im
Ofen mit Salbeiblättern schmoren.

● Auf einer Platte anrichten, mit Salz,
Pfeffer, Olivenöl und etwas Balsamico
abschmecken.

● Das Rezept kann mit weiteren Gemü-
sen variiert werden: Karotte, Pastinake,
Petersilienwurzel, Sellerie, Tomate, Rote
Bete, Kürbis.

Tipp Sie können dieses Gemüse kalt
oder warm genießen. Mariniertes Gemüse kann gut 2–3 Tage im Kühlschrank
aufbewahrt werden, ein ideales Rezept
zum Vorkochen und zum Mitnehmen ins
Büro.

Gemüse mit Bulgur

Für 2 Personen
⊘ 15 Min. + 20–30 Min. Kochzeit

1 Zucchini • 1 Karotte • 1 Fenchel • 1 gelbe
oder rote Paprika • Bulgur aus Buchweizen oder Gerste (kein Weizen) • Olivenöl •
Salz • Pfeffer

● Gemüse waschen, klein schneiden
und im Dampfgarer dünsten. Sie können
das Gemüse auch in einem Topf mit
etwas Olivenöl bei mittlerer Hitze garen.

● Pro Person ca. 80 g Bulgur in eine
Schüssel geben, mit kochendem Wasser
bedecken, 10 Min. ausquellen lassen,
mit Olivenöl bis zu einer geschmeidigen
Konsistenz durchmischen und mit Salz
und Pfeffer abschmecken.

● Mit dem Gemüse vermischen und
warm oder kalt servieren.

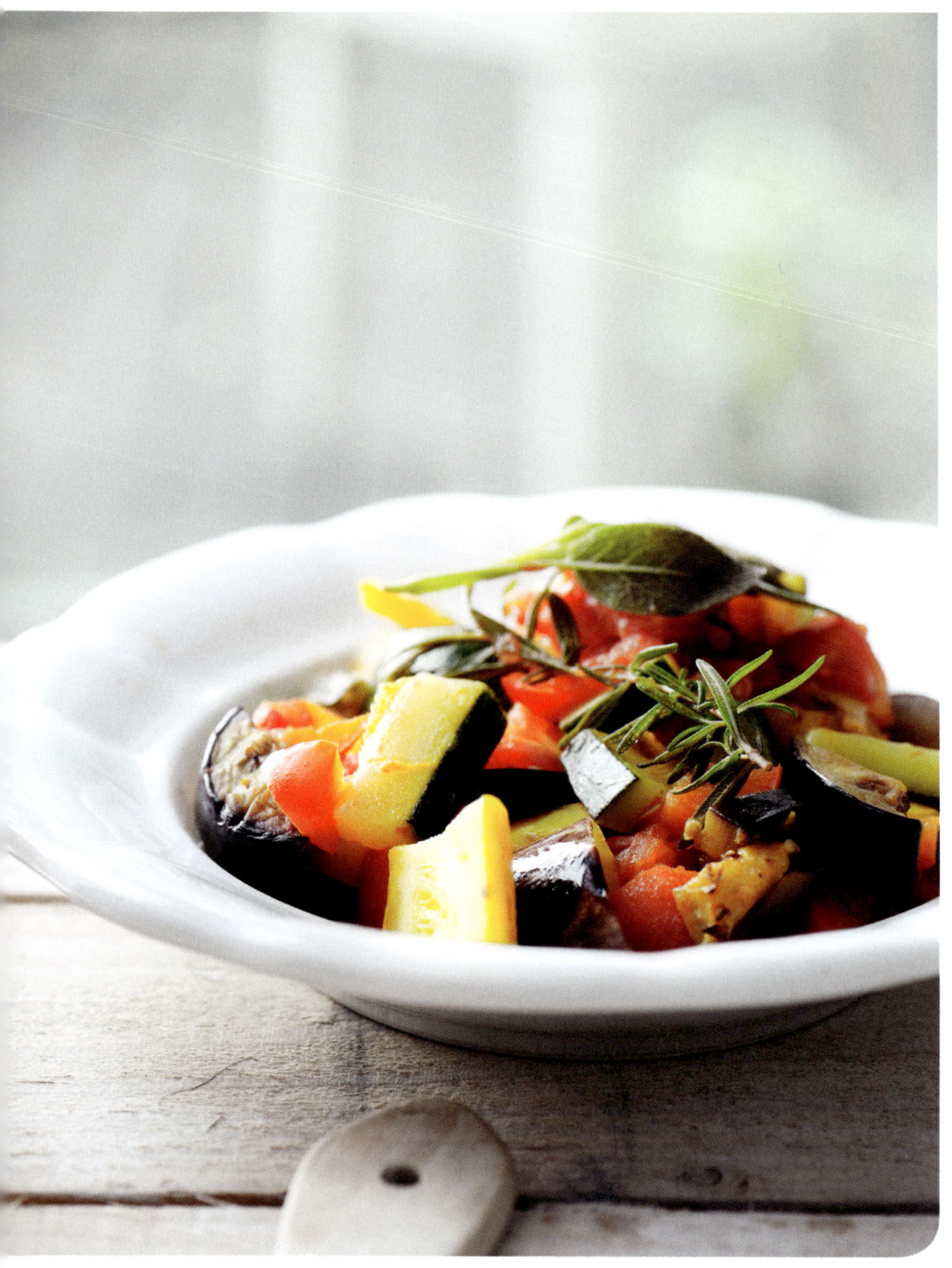

Ratatouille

Forellencreme

Für 2 Personen
⊘ 15 Min. + 20–30 Min. Kochzeit

4 große reife Tomaten • 2 Zucchini •
2 Paprika, rot oder gelb • 1 Aubergine •
Olivenöl • Basilikumblätter • Kräuter der
Provence • Salz • Pfeffer

Für 2 Personen
⊘ 10 Min.

125 g geräucherte Forellenfilets ohne
Gräten • 1 Tomate • 1 EL Olivenöl • Zitronenschalenabrieb • Salz • Pfeffer

● Tomaten häuten: kreuzförmig einschneiden, in einen kleinen Topf geben,
Wasser einfüllen, bis der Boden ca.
1 cm bedeckt ist, aufkochen, bis sich
die Tomatenhaut an den Schnittstellen
kräuselt und leicht abziehen lässt, danach in kleine Würfel schneiden, Strunk
entfernen.

● Paprika entkernen, Gemüse in ca.
2 cm große Stücke schneiden.

● Olivenöl in einen Topf geben, leicht
erhitzen. Gemüse nach und nach dazugeben und unter Umrühren andünsten,
Tomatenwasser dazugeben, zuletzt Basilikum und Tomaten hinzufügen. Gemüse
köcheln lassen, bis es gar ist.

● Mit Salz, Pfeffer und etwas Kräutern
der Provence abschmecken.

● Forellenfilets und Tomate klein
schneiden, Strunk entfernen, Olivenöl
dazugeben und mit dem Handmixer zu
einer homogenen Creme verrühren.

● Mit Zitronenschalenabrieb, Salz und
Pfeffer abschmecken.

● Zu Dinkelfladen (Seite 127)
servieren.

Lachs mit Gemüse

Für 2 Personen
🕐 15 Min. + 20–30 Kochzeit

2 Lachsfilets à 100 g • Olivenöl • Salz • Pfeffer • 1 kleines Stück Ingwerwurzel oder Rosmarin und Lavendelblüten • 1 mittelgroßer Fenchel • 2 Paprika (rot, gelb)

● Backofen auf 200 Grad, Umluft 180 Grad, Gas Stufe 4 vorheizen.

● Lachsfilets mit Olivenöl bestreichen, mit Salz und Pfeffer würzen.

● Ingwerwurzel schälen, in schmale Streifen schneiden und jedes Filet mit Streifen belegen. In Backpapier einpacken, die offenen Seiten so umschlagen, dass keine Flüssigkeit auslaufen kann, und mit Heftklammern zusammenheften.

● Im Ofen auf mittlerer Schiene ca. 20 Min. garen.

● Gemüse waschen, klein schneiden und im Dampfgarer dünsten. Sie können das Gemüse auch in einem Topf mit etwas Olivenöl bei mittlerer Hitze im eigenen Sud garen. Gemüse mit Lachsfilets servieren.

Tipp Statt mit Ingwer können Sie jedes Filet mit einem Rosmarinzweig und 3–4 Lavendelblüten belegen.

Saiblingfilets mit Gemüse

Für 2 Personen
🕐 15 Min. + 20–30 Kochzeit

4 mittelgroße Tomaten • 1 mittelgroße Zucchini • Salz • 2 Saiblingfilets à 100 g • Olivenöl • Pfeffer

● Backofen auf 200 Grad, Umluft 180 Grad, Gas Stufe 4 vorheizen.

● Tomaten und Zucchini in Stücke schneiden, salzen. Saiblingfilets mit Olivenöl bestreichen und mit Salz und Pfeffer würzen.

● 2 Stück Backpapier vorbereiten, je 1 Saiblingfilet pro Backpapier mit Tomaten und Zucchini einpacken, die offenen Seiten so umschlagen, dass keine Flüssigkeit auslaufen kann, und mit Heftklammern zusammenheften.

● Auf mittlerer Schiene im Ofen ca. 15 Min. garen.

↠ Lachs mit Gemüse

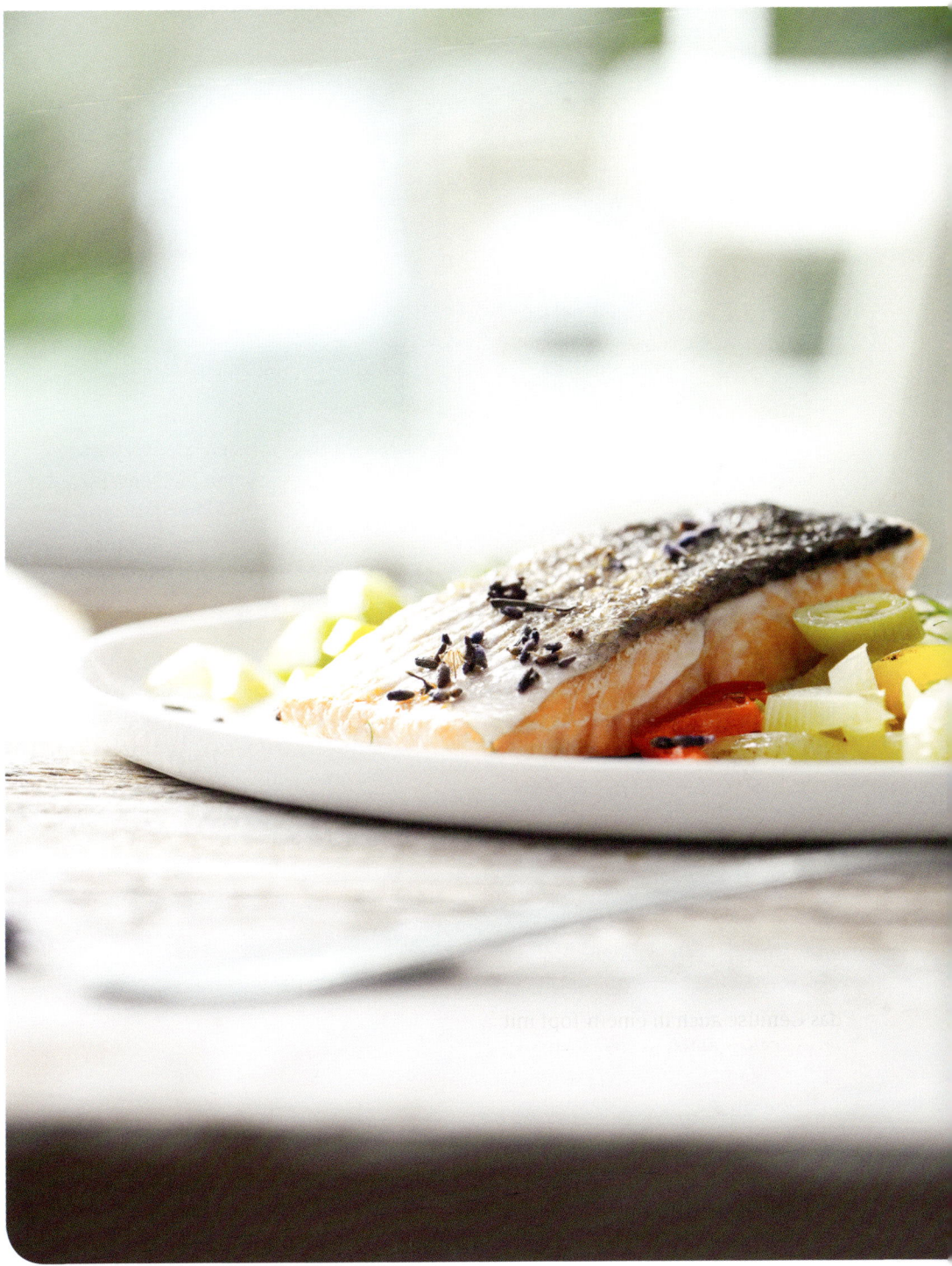

Forelle mit Gemüse

Für 2 Personen
⏱ 15 Min. + 30 Min. Kochzeit

1 Forelle (ca. 200 g) • Olivenöl • Salz • Pfeffer • 1 Zitrone • Backpapier • 4 mittelgroße Karotten • 1 Bund Mangold

● Backofen auf 200 Grad, Umluft 180 Grad, Gas Stufe 4 vorheizen.

● Forelle auswaschen, mit Küchenpapier trocknen, den Bauch mit Olivenöl ausstreichen, salzen und pfeffern und mit der in Scheiben geschnittenen Zitrone füllen. In Backpapier einpacken, die offenen Seiten so umschlagen, dass keine Flüssigkeit auslaufen kann, und mit Heftklammern zusammenheften.

● Im Ofen auf mittlerer Schiene ca. 30 Min. garen.

● Gemüse waschen, klein schneiden und im Dampfgarer dünsten. Sie können das Gemüse auch in einem Topf mit etwas Olivenöl bei mittlerer Hitze im eigenen Sud garen.

● Forelle mit Gemüse servieren.

Rührei mit Wurzelgemüse

Für 2 Personen
⏱ 10 Min.+ 20 Min. Kochzeit

2 Karotten • 1 Pastinake • 1 Petersilienwurzel • Radieschen • 3 Eier • Salz • 1 EL geklärte Butter • Pfeffer

● Gemüse waschen, klein schneiden (nur die Radieschen bleiben ganz) und im Dampfgarer 20 Min. dünsten.

● Eier in eine Schüssel aufschlagen, salzen, gut mit einer Gabel verquirlen.

● In einer Pfanne geklärte Butter langsam erhitzen, die Eier dazugeben und mit einem Holzlöffel rühren, bis die Eiermasse fest wird. Mit Salz und Pfeffer abschmecken.

● Rührei mit Gemüse servieren.

Hafer-Hirse-Brei

Für 2 Personen
⊘ 15 Min.

300 ml Haferdrink • 50 g zarte Haferflocken • 50 g Hirseflocken

● Haferdrink zum Kochen bringen, Ha-
fer- und Hirseflocken unterrühren und
5 Min. bei kleiner Hitze köcheln lassen.
Vom Herd nehmen und 10 Min. quellen
lassen.

● Den warmen Brei auf zwei kleine
Schüsseln verteilen. Mit Mandelmus
verfeinern.

Variante: Sie können auch Urkornflocken
aus Einkorn oder Emmer dazugeben.

Avocadoaufstrich

Für 2 Personen
⊘ 10 Min.

1 Avocado • Salz • Pfeffer • Leinöl oder
Olivenöl • 1 EL Naturjoghurt (Schaf oder
Ziege)

● Avocado halbieren, den Kern entnehmen und das Fruchtfleisch mit einem
Löffel aus der Schale entfernen.

● Das Fruchtfleisch klein schneiden,
mit Salz und Pfeffer würzen, Leinöl oder
Olivenöl dazugeben, gut zerdrücken und
dabei verrühren.

● 1 EL Naturjoghurt unterrühren.

● Zu Dinkelfladen (Seite 127) oder zu
Fisch servieren.

Tipp Die Avocado hat dann die richtige
Reife, wenn die Schale auf leichten Dau-
mendruck etwas nachgibt.

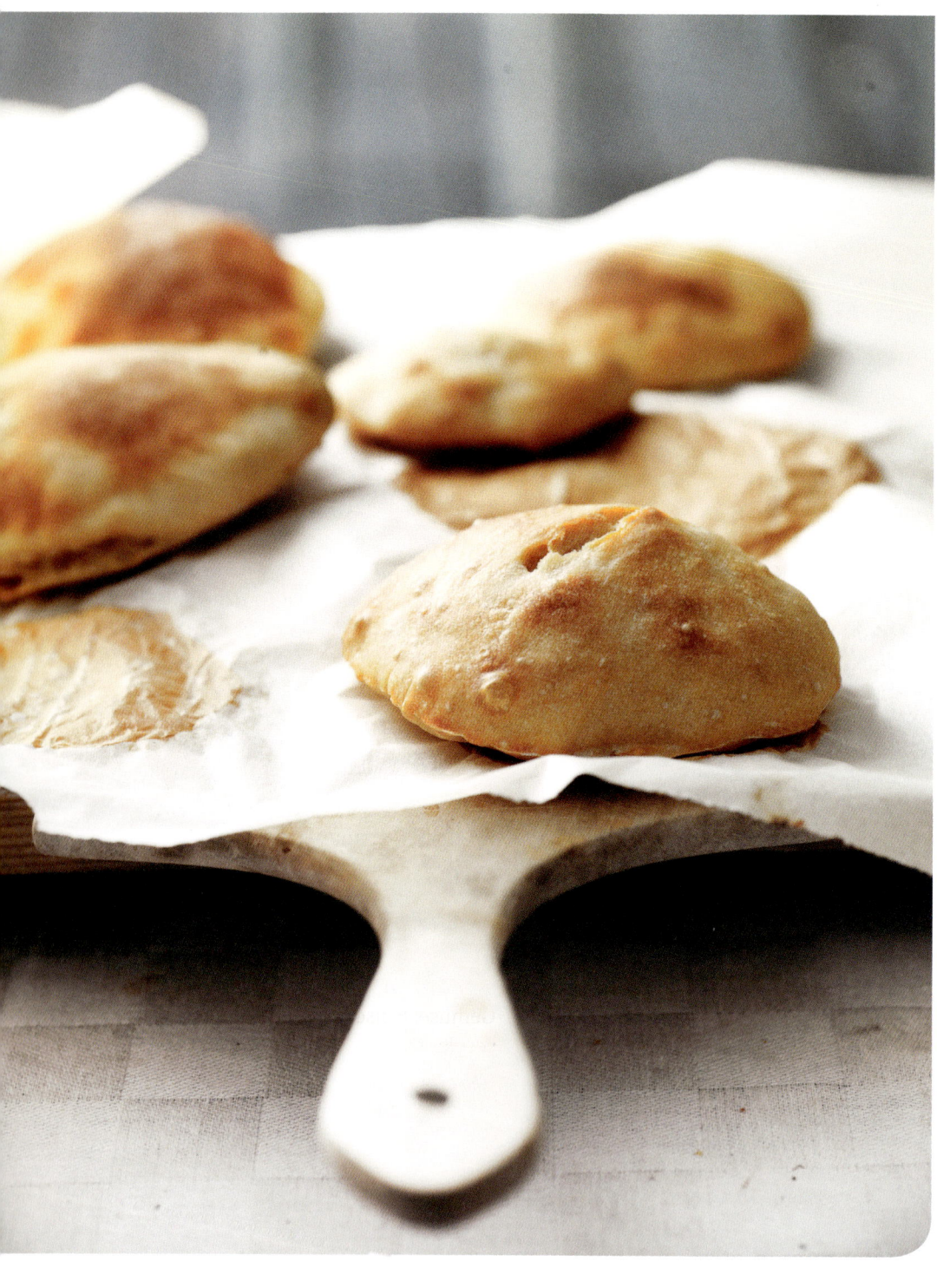

Dinkelfladen

Für 6 Stück
⊘ 30 Min.

250 g Dinkel-Auszugsmehl • ¼ l Mineralwasser mit Kohlensäure • Meersalz •
1 Msp. Fenchelgewürz, gemahlen

● Backofen auf 200–220 °C vorheizen.

● Mehl mit Mineralwasser, Salz und Fenchelgewürz zu einem dickflüssigen Teig verrühren. Kurz stehen lassen.

● Backblech mit Backpapier auslegen. Mit einem Esslöffel, der immer wieder in Wasser getaucht wird, Teigportionen auf das Papier geben und gleichmäßig zu dünnen Fladen ausstreichen. Darauf achten, dass die Ränder gleich dünn ausgestrichen sind wie der Mittelteil.

● 20 Min. backen. Die Fladen müssen eine dunkle Farbe haben, sonst sind sie pappig. Sofort vom Papier lösen und auf einem Gitter auskühlen lassen.

Variante: Bei Glutenunverträglichkeit nehmen Sie feines Buchweizenmehl.

Tipp Auf Vorrat gebacken werden die Fladen einzeln verpackt eingefroren. Etwa 10 Min. bei Zimmertemperatur auftauen lassen.

❮❯ Dinkelfladen

Kräutersauce

Für 2 Personen
⊘ 15 Min.

150 g gemischte Küchen- und Wildkräuter • Olivenöl • 2 EL Naturjoghurt (Schaf oder Ziege) • Salz • Pfeffer

● Kräuter putzen und fein hacken. Die Stängel können mit anderen Gemüseresten zu einer Basenbrühe (Seite 118) eingekocht werden.

● Etwas Olivenöl in eine Pfanne mit Deckel geben und die Kräuter auf mittlerer Hitze dünsten. Den Deckel auflegen, damit möglichst wenig Flüssigkeit verdampft, bei Bedarf etwas Wasser oder Basenbrühe (Seite 118) dazugeben.

● Nach ca. 10 Min. Pfanne vom Feuer nehmen, die Kräuter mit einem Pürierstab fein verarbeiten und 2 EL Naturjoghurt dazugeben. Mit Salz, Pfeffer und Olivenöl abschmecken.

● Die Kräutersauce warm oder kalt zu Gemüse, Fleisch und Fischgerichten servieren.

Tipp Sie können Bohnenkraut, Borretsch, Dill, Kerbel, Koriander, Petersilie, Sauerampfer, Thymian … verwenden, je nach saisonalem Angebot und persönlichem Geschmack. Experimentieren Sie mit verschiedenen Geschmacksvariationen.

Gemüsereis

2 Portionen
🕓 ca. 40 Min.

250g Basmati-Reis, weiß • 500g Wurzel-
gemüse (Karotte, Petersilienwurzel, Pastinake u.a.) • Gemüsebrühe (s. S. 118) •
Olivenöl • Salz, Pfeffer

● Das Gemüse putzen und in kleine
Würfel schneiden. Den Reis in etwas
Olivenöl kurz anschwitzen, mit Gemüsebrühe ablöschen und bedecken, das
Gemüse dazugeben. Öfter umrühren, bei
Bedarf Gemüsebrühe nachgeben und auf
kleiner Flamme köcheln lassen, bis Reis
und Gemüse gar sind und die Brühe ver-
kocht ist. Mit Olivenöl, Salz und Pfeffer
abschmecken.

Tipp Wer in der Intensivkur abnehmen
möchte, isst Reis erst wieder in der
Nachkur – genau wie Kartoffeln.

Hühnerbrühe

Für 4 Personen
🕓 15 Min. + 45 Min. Kochzeit

800 g Hühnerklein in Bio-Qualität (Flügel,
Schenkel, Hals, Magen) • 1,5 l Wasser • je
50 g Karotten, Sellerie, Stangensellerie
mit Grün, Petersilienwurzel, Fenchel •
4 Lorbeerblätter • 4 Zweige Thymian •
Salz • Pfeffer

● Hühnerklein gründlich waschen, in
einem Topf mit kaltem Wasser bedecken
und erhitzen.

● Geputzte Gemüse sehr klein schneiden und dazugeben. Langsam aufkochen,
ca. 45 Min. schwach köcheln lassen und
den Schaum immer wieder abschöpfen.

● Bei Bedarf auf 1 Liter aufgießen, kurz
aufkochen, durch ein Sieb abgießen und
würzen.

Tipp Das Rezept ist für 4 Personen
ausgelegt, die Suppe kann gut portionsweise im Kühlschrank aufbewahrt oder
eingefroren werden.

Thymian-Zitronen-Huhn

Für 4 Personen
⊘ 30 Min.+ 1 Std. Garzeit

- 1 Brathähnchen
- 10 Zweige Thymian
- 2 unbehandelte Zitronen
- 2 EL Olivenöl
- Salz
- 2 Fenchelknollen
- 4 Tomaten
- Pfeffer

● Hähnchen der Länge nach halbieren, abspülen und trocken tupfen. Thymian abspülen, die Zweige in Stücke schneiden. Die Haut vorsichtig vom Fleisch abheben und zwei Drittel des Thymians unterschieben. Die Haut mehrmals mit einer Fleischgabel einstechen. Eine Zitrone auspressen und das Hähnchen im Saft mit dem Olivenöl marinieren, bis die übrigen Zutaten vorbereitet sind.

● Fenchel putzen, das Grün beiseitelegen. Fenchelknollen abspülen und klein schneiden. Die zweite Zitrone gut waschen, längs halbieren und in Stücke schneiden. Tomaten häuten und grob würfeln.

● Fenchel, Zitronen und Tomaten in eine feuerfeste Form mit Deckel füllen. Die Hähnchenhälften kräftig salzen und pfeffern. Die Marinade in die Form geben. Die Hähnchenhälften auf das Gemüse legen, Deckel auflegen und in den kalten Backofen stellen. Das Hähnchen bei 220 Grad (Umluft 200 Grad) 40 Min. garen. Den Deckel abnehmen und das Hähnchen weitere 25 Min. braten, damit die Haut knusprig wird.

● Mit Salz und Pfeffer abschmecken und mit dem restlichen Thymian garnieren.

Hühnerbrust mit Roter Bete und Avocado-Tomaten-Creme

Für 2 Personen
⏱ 15 Min. + 20–30 Min. Kochzeit

- 2 Hühnerbrustfilets à 100 g
- Olivenöl
- 1 Zitrone
- Salbeiblätter
- 1 Avocado
- Salz
- Pfeffer
- Kürbiskernöl
- 2 Tomaten
- 2 mittelgroße Rote Bete

● Backofen auf 200 Grad, Umluft 180 Grad, Gas Stufe 4 vorheizen.

● Hühnerbrustfilets auf Backpapier auf ein Blech legen, mit Olivenöl bestreichen, abwechselnd mit Zitronenschale und Salbeiblättern bedecken und auf mittlerer Schiene in den Ofen schieben. Zwischendurch immer wieder mit Olivenöl bepinseln und goldbraun garen.

● Avocado halbieren, den Kern entnehmen und das Fruchtfleisch mit einem Löffel aus der Schale entfernen. Fruchtfleisch klein schneiden, mit Salz und Pfeffer würzen, Olivenöl und Kürbiskernöl dazugeben, gut verrühren und dabei zerdrücken.

● Tomaten kreuzförmig einschneiden, in einen kleinen Topf geben, Wasser einfüllen, bis der Boden ca. 1 cm bedeckt ist. Aufkochen, bis sich die Tomatenhaut an den Schnittstellen kräuselt und leicht abziehen lässt. Klein schneiden, Strunk entfernen, unter die Avocadocreme heben und mit etwas Zitronensaft abschmecken.

● Rote Bete schälen, dabei Einmalhandschuhe benutzen, denn das Gemüse färbt. In dünne Scheiben schneiden und im Dampfgarer weich dünsten. Die Scheiben auf dem Teller fächerförmig um die Hühnerfilets auslegen und mit je einem Teelöffel der Creme bedecken.

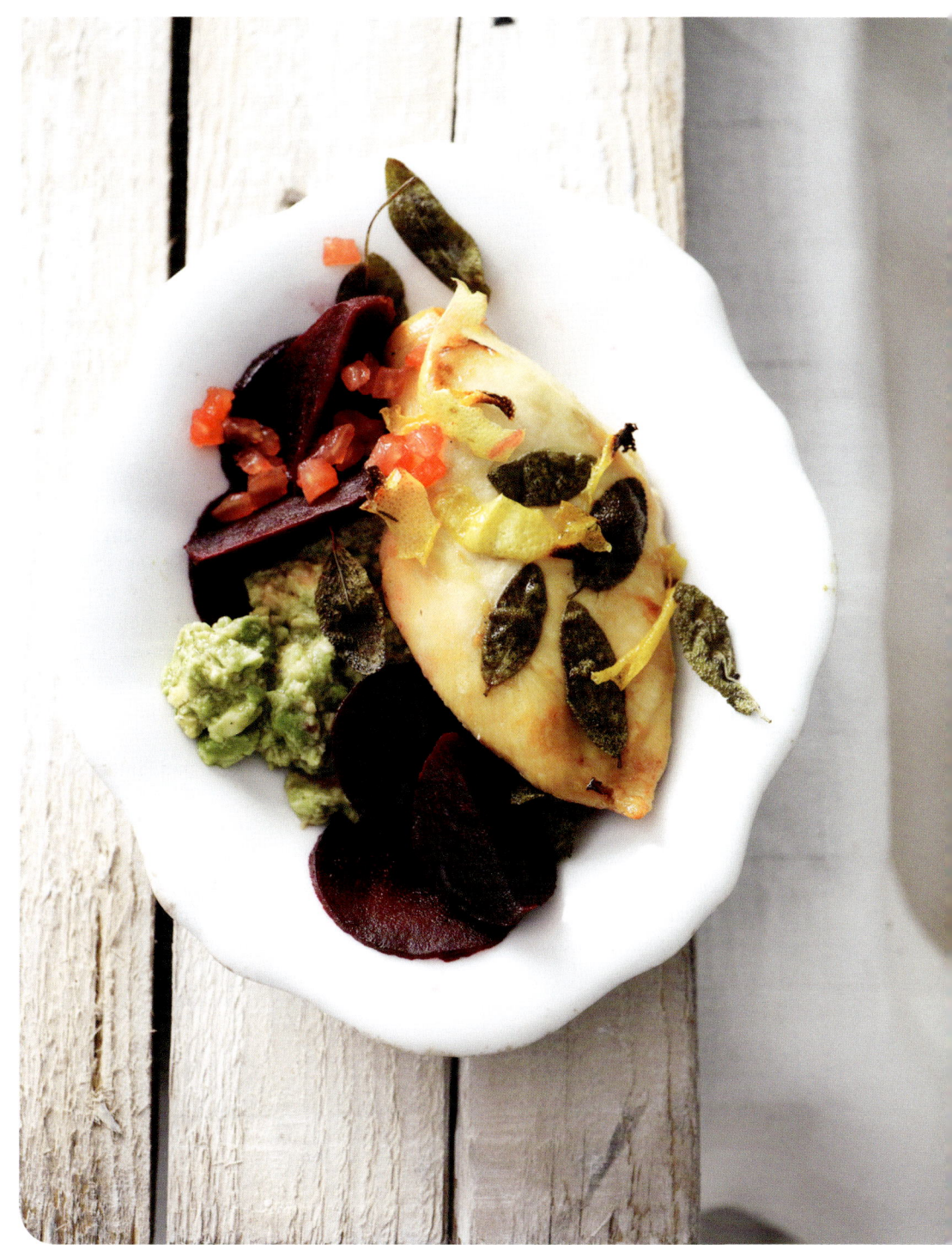

Kartoffelsalat mit Tomaten

Für 2 Personen
⊘ 15 Min. + 20–30 Min. Kochzeit

4–6 Kartoffeln • Salz • Pfeffer • Olivenöl und Kürbiskernöl • Naturjoghurt (Schaf oder Ziege) • 2 Tomaten

● Kartoffeln schälen, in kleine Würfel schneiden und in einem Dampfgarer 20 Min. garen oder in einem Topf mit Wasser bedecken und weich kochen. Danach in eine Schüssel geben, mit Salz und Pfeffer abschmecken.

● Olivenöl und Kürbiskernöl nach Geschmack dazugeben, mit 1–2 EL Naturjoghurt verfeinern.

● Tomaten kreuzförmig einschneiden, in einen kleinen Topf geben, Wasser einfüllen, bis der Boden ca. 1 cm bedeckt ist, aufkochen, bis sich die Tomatenhaut an den Schnittstellen kräuselt und leicht abziehen lässt. In kleine Würfel schneiden, Strunk entfernen und unterheben.

TIPP

Wenn Sie während der Intensivkur nicht abnehmen wollen, sollten Sie Ihren Speiseplan um Kartoffelgerichte zum Mittagessen erweitern.

Kartoffelstampf

Für 2 Personen
⊘ 15 Min. + 20 Min. Kochzeit

4–6 Kartoffeln • Salz • Leinöl oder Olivenöl und Kürbiskernöl • Pfeffer

● Kartoffeln schälen, klein schneiden und in einem Dampfgarer 20 Min. garen oder in einem Topf mit Wasser bedecken und weich kochen. Danach in eine Schüssel geben, salzen und mit einem Kartoffelstampfer zerdrücken.

● Leinöl dazugeben, bis der Stampf eine geschmeidige Konsistenz hat. Statt Leinöl können Sie auch Olivenöl und etwas Kürbiskernöl verwenden.

● Mit Salz und Pfeffer abschmecken.

Varianten: Zusammen mit den Kartoffeln können sie auch Süßkartoffeln oder andere gekochte Gemüse stampfen, z. B. Karotten, Zucchini oder Rote Bete, die Menge sollte etwa ein Drittel der Kartoffeln ausmachen. Alternativ können Sie auch 2 TL geriebenen Pecorino daruntermengen.

Tipp Servieren Sie dazu mariniertes oder gedünstetes Gemüse, Fisch oder Fleisch nach Saison.

Pellkartoffeln mit Avocado-Tomaten-Creme

Für 2 Personen
⊘ 15 Min. + 20–30 Min. Kochzeit

4–6 Kartoffeln • 2 Avocado • Salz • Pfeffer • Olivenöl, Kürbiskernöl, Leinöl • 1 EL Naturjoghurt (Schaf oder Ziege) • 2 Tomaten

● Kartoffeln waschen, mit Schale in einem Topf mit Wasser bedecken und weichkochen oder vierteln und im Dampfgarer 20 Min. garen.

● Avocado halbieren, den Kern entnehmen und das Fruchtfleisch mit einem Löffel aus der Schale entfernen. Das Fruchtfleisch klein schneiden, mit Salz und Pfeffer würzen, Olivenöl, Kürbiskernöl oder Leinöl dazugeben, gut verrühren und dabei zerdrücken.

● 1 EL Naturjoghurt unterrühren.

● Tomaten kreuzförmig einschneiden, in einen kleinen Topf geben, Wasser einfüllen, bis der Boden ca. 1 cm bedeckt ist. Aufkochen, bis sich die Tomatenhaut an den Schnittstellen kräuselt und leicht abziehen lässt. Klein schneiden, Strunk entfernen und unterheben.

Süßkartoffeln mit Paprikasauce

Für 2 Personen
⊘ 15 Min. + 20 Min. Kochzeit

4 Paprika (rot, gelb) • Olivenöl • Salz • Pfeffer • 4–6 Süßkartoffeln • ca. 8 Salbeiblätter • je 2 Rosmarin- oder Thymianzweige

● Backofengrill auf 210 Grad einstellen und aufheizen.

● Paprika in breite Streifen schneiden, Stiel und Kerne entfernen. Zum Häuten im Ofen grillen, bis die Haut sich leicht abziehen lässt. Paprikastreifen klein schneiden, Olivenöl zugeben und mit einem Stabmixer zu einer Sauce pürieren, mit Salz und Pfeffer abschmecken.

● Süßkartoffeln waschen, längs in Viertel schneiden und in eine feuerfeste Form legen. Leicht mit Olivenöl übergießen, salzen und pfeffern, mit Salbeiblättern, Rosmarin- oder Thymianzweigen belegen.

● Form in den Ofen schieben, mit der Gabel zwischendurch die Festigkeit prüfen, bis die Süßkartoffeln weich sind.

Variante: Süßkartoffeln und Kürbis sind auch eine sehr leckere Kombination. Die Paprikasauce kann natürlich auch zu anderen Gemüsen serviert werden. Statt der frischen Kräuter können auch Kräuter der Provence verwendet werden.

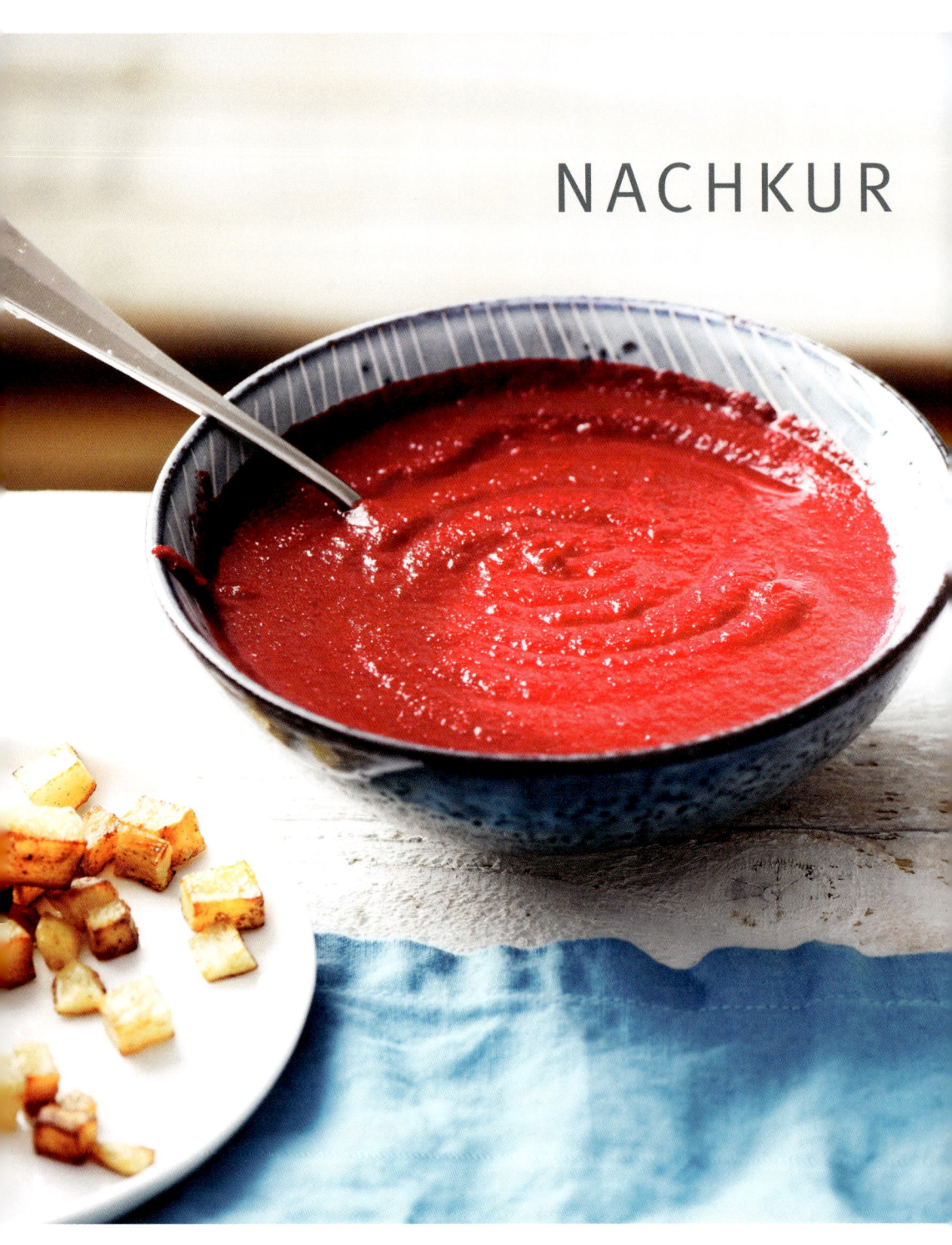

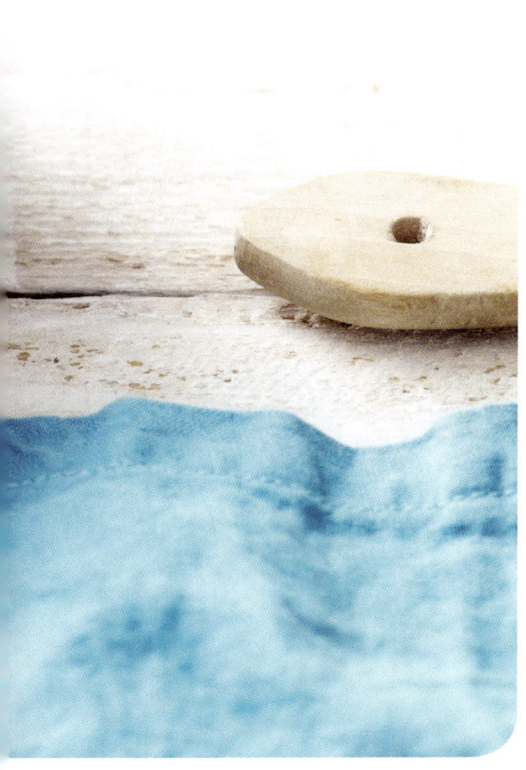

Herzlichen Glückwunsch, Sie haben es geschafft! Jetzt geht's zurück zu einer größeren Vielfalt auf dem Teller. Aber bitte nicht schlagartig. Das wäre ein Tiefschlag für den Darm. Er würde es Ihnen übel nehmen und Ihnen könnte übel werden. Nehmen Sie Schritt für Schritt neue Lebensmittel dazu. So können Sie auch herausfinden, was Ihnen guttut und was nicht. Als Beilagen zu Fleisch und Fisch können Sie Dinkelnudeln, Reis oder Kartoffeln servieren. Erst nach der einwöchigen Nachkur kommen die schwer verdaulichen Zwiebeln, Knoblauch und Rohkost wieder auf die Speisekarte.

Verankern Sie im Alltag den Essrhythmus und die Esskultur, die Sie in der Kur trainiert haben. Zu viel, zu oft, zu spät, zu schnell, zu schwer und zu sauer sollen ab heute die Ausnahmen von der Regel sein. Die Regel dazu lautet: Vergessen Sie den Satz „Ich esse nur noch schnell was". Die Zeit für entspanntes Essen lassen Sie sich nicht mehr nehmen.

Gönnen Sie Ihrem Darm zweimal im Jahr eine Entspannungskur. Essen Sie schlau. Machen Sie sich und Ihren Darm glücklich.

Tipp Verfeinern Sie jedes Essen mit guten Pflanzenölen nach Ihrem Geschmack – auch nach der Nachkur.

❮ Rote-Bete-Suppe mit gebratenen Kartoffelwürfeln, S. 143

Müsli mit Mandelmilch und geriebenem Apfel

Für 2 Personen
⊘ 10 Min.

1 EL Kürbiskerne • 2 EL Reisflocken •
4 EL Haferflocken • 1 EL Erdmandelflocken
• 2 EL Amaranth-Pops • 1 TL Sonnenblumenkerne • 1 Apfel • 300 ml Mandelmilch
(Reis-, Hafermilch)

● Kürbiskerne in der Pfanne anrösten
und mit Reisflocken, Haferflocken, Erd-
mandeln, Amaranth-Pops und Sonnen-
blumenkernen in eine große Schüssel
geben und mischen.

● Apfel schälen, das Kerngehäuse entfernen und mit einer Apfelreibe reiben.

● Müslimischung auf zwei Schalen verteilen. Je einen halben geriebenen Apfel
dazugeben und mit der Mandel-, Reis-
oder Hafermilch anrichten.

Tipp Getreideflocken werden bekömmlicher, wenn man sie am Vorabend in
Mandel-, Reis-, Hafermilch oder Naturjoghurt (Schaf, Ziege) einweicht.

Variante: Nach der Nachkur schmeckt
das Müsli auch mit Beeren (Himbeeren,
Heidelbeeren, Erdbeeren).

Paprika-Nuss-Aufstrich

Für 2 Personen
⊘ 10 Min.

1 rote Paprikaschote • 30 g Nüsse •
½ Bund Blattpetersilie • Salz • Pfeffer

● Paprika mit einem Sparschäler
schälen, putzen, würfeln.

● Nüsse anrösten, grob hacken. Petersilie waschen, trocken schütteln, klein
schneiden.

● Paprika, Nüsse und Petersilie mit einem Stabmixer zu einer Paste pürieren.
Mit Salz und Pfeffer abschmecken.

Cashew-Aufstrich

Für 2 Portionen
⊘ 10 Min. + 3 Std. Einweichzeit

60 g Cashewkerne • Salz • Pfeffer •
Paprikapulver

● Cashewkerne in 80 ml Wasser 3 Stunden einweichen.

● Cashewkerne samt Einweichwasser in einen hohen Rührbecher geben und mit dem Stabmixer pürieren.

● Den Aufstrich mit Salz, Pfeffer und Paprikapulver abschmecken.

Variante: Sie können auch Petersilie, Brennnesseln, Koriandergrün oder Basilikum beim Pürieren dazugeben. Als Variante zu den Cashewkernen bieten sich Mandeln oder geröstete Pinienkerne an.

Kirchererbsenfladen – süß oder herzhaft

Für 2 Personen
⊘ 20 Min.

60 g Kichererbsenmehl • 1 Msp. Natron oder Backpulver • 125 ml Mandelmilch • Salz • 2 EL Olivenöl

● Kichererbsenmehl und Backpulver in eine Schüssel sieben und mischen. Mandelmilch dazugeben. Mit einer Gabel gut vermischen, bis ein zähflüssiger Teig entsteht. Mit Salz würzen.

● 1 EL Olivenöl in einer Pfanne erhitzen und mit einer kleinen Kelle den Teig portionsweise für jeweils 4 Fladen hineingeben. Bei mittlerer Hitze in etwa 3 Min. goldgelb braten, dann wenden. Mit der zweiten Hälfte des Teigs ebenso verfahren.

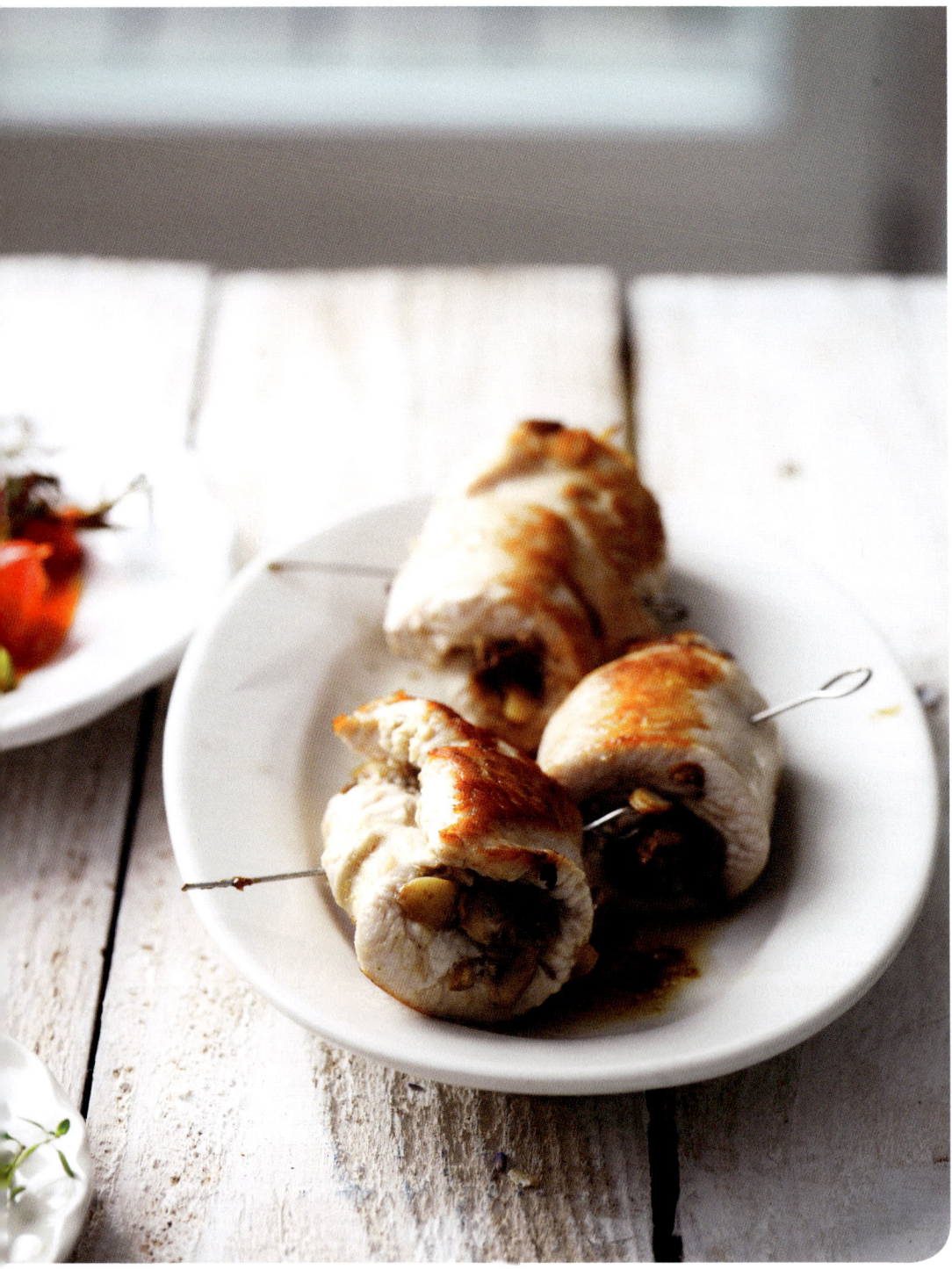

Involtini mit Pilzfüllung

Für 4 Personen
⊘ 1 Std.

- 160 g kleine Champignons
- 3 EL Olivenöl
- Salbeiblätter
- Salz
- Pfeffer

- 4 dünn geschnittene Putenschnitzel à 150 g
- 1 EL Senf
- 500 ml Hühnerbrühe
- 600 g Zucchini
- 400 g Tomaten

- Thymian- und Rosmarin-zweige
- 100 ml Weißwein
- 1 EL Stärke
- 4 EL Crème fraîche

● Champignons putzen und fein schneiden. Pilze im Öl andünsten, mit den gehackten Salbeiblättern, Salz und Pfeffer abschmecken. Die Masse abkühlen lassen.

● Putenschnitzel dünn klopfen und mit etwas Senf bestreichen. Die Pilzmasse auf den Putenschnitzeln verteilen, an den Längsseiten etwas einschlagen und von der kürzeren Seite fest aufrollen. Mit Zahnstochern oder Rouladennadeln feststecken.

● Involtini von allen Seiten in 1 EL Öl goldgelb anbraten. Mit der Brühe ablöschen und zugedeckt 30 Min. garen.

● Zucchini waschen und in mundgerechte Stücke schneiden. Das restliche Öl erhitzen und die Zucchini andünsten. Tomaten in kleine Würfel schneiden und ohne Strunk hinzufügen, mit dem gehackten Thymian und Rosmarin abschmecken. Etwa 10 Min. leicht köcheln lassen. Alles mit Salz und Pfeffer abschmecken.

● Involtini herausnehmen und warmhalten. Stärke und Crème fraîche verrühren und den Bratenfond damit binden.

Variante: Statt mit Champignons können sie die Involtini auch mit getrockneten Tomaten füllen. Nach der Nachkur können die Füllungen auch mit gewürfelten Zwiebeln ergänzt werden.

Hirse mit Gemüse

Für 2 Personen
🕐 15 Min. + 40 Min. Garzeit Hirse

120 g Goldkernhirse • 300 ml Gemüsebrühe • Salz • 50 g Büffel-Mozzarella •
250 g Karotten oder Gelbe Rüben •
1 EL Butter (10 g) • ¼ l Wasser • 2 EL Sauerrahm • Walnussöl

● Hirse waschen, abtropfen, in einen
Topf geben und mit Gemüsebrühe etwa
20 Min. zugedeckt köcheln lassen. Dann
ohne Hitze weitere 20 Min. ausquellen
lassen.

● Salzen, Mozzarellastücke dazugeben
und mit einer Gabel gut auflockern.

● Karotten oder Gelbe Rüben schälen
und in dickere Scheiben schneiden. In
einer Pfanne mit Butter schwenken,
salzen und immer wieder etwas Wasser
zugießen, bis das Gemüse weich gedünstet und die Flüssigkeit verdampft ist. Mit
Walnussöl abschmecken.

● Auf zwei vorgewärmten Tellern Hirse
anrichten, Sauerrahm und Gemüse
dazugeben und genießen.

Marinierte Auberginen

Für 2 Personen
🕐 15 Min.

1 Aubergine • Olivenöl • Kräuter der
Provence • Paprikapulver • Salz • Pfeffer •
1 Bio-Zitrone • 20 g Pistazienkerne •
½ Bund Basilikum

● Aubergine waschen, putzen und in
Scheiben schneiden. 2 EL Olivenöl in einer Pfanne erhitzen und die Auberginen
darin von beiden Seiten goldgelb braten.
Bei Bedarf Öl dazugeben. Mit Kräuter der
Provence, Paprikapulver, Salz und Pfeffer
würzen.

● Auberginenscheiben aus der Pfanne
nehmen, Öl mit Küchenkrepp abtup-
fen und fächerförmig auf einem Teller
anrichten.

● Zitrone abspülen, Schale abreiben und
Saft auspressen. Pistazien grob hacken.
Basilikum waschen, trocken schütteln
und fein hacken.

● Basilikum, Pistazien, Zitronenschale
und Zitronensaft mit 2 EL Öl in einer
kleinen Schüssel mischen. Mit Salz und
Pfeffer würzen. Über die Auberginen
geben und etwas ziehen lassen.

❯❯ Marinierte Auberginen

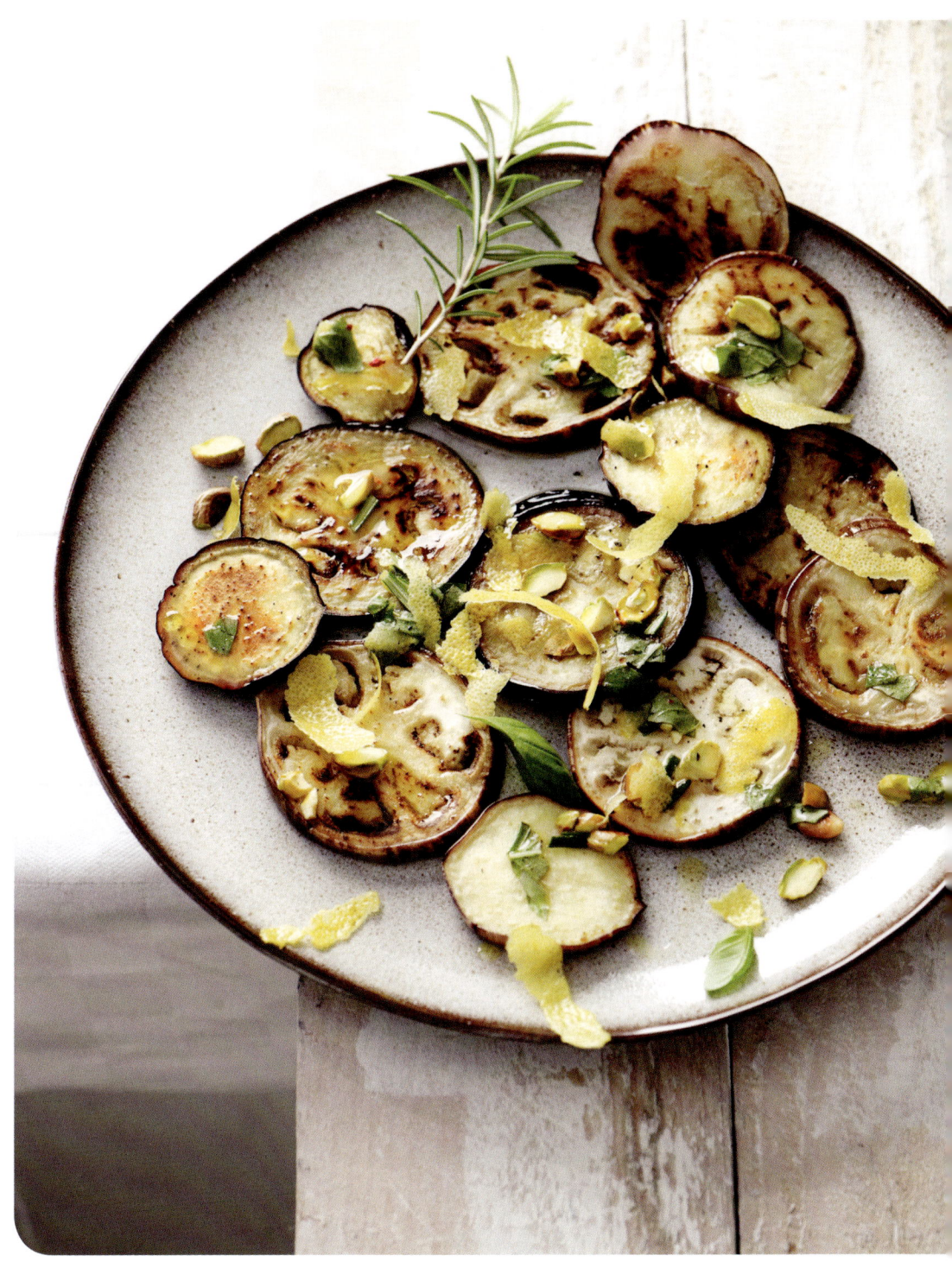

Avocado-Brunnen-kresse-Süppchen

Für 2 Personen
⊘ 15 Min. + 30 Min. Kühlzeit

1 Avocado • 1 kleines Stück Ingwer •
3 Zweige Koriandergrün • 20 g Brunnen-
kresse • 1–2 EL Olivenöl • 2 EL Limettensaft • 400 ml Mandelmilch • Meersalz •
Pfeffer • 1 Prise Chiliflocken

● Avocado halbieren, entkernen und
in Stücke schneiden. Ingwer schälen
und klein schneiden. Koriander zupfen.
Korianderblättchen und Kresse waschen,
abtropfen lassen und in einen Standmi-
xer füllen. Avocado zugeben und fein
pürieren.

● Olivenöl, Limettensaft und Mandelmilch zugeben, mixen und mit den
Gewürzen abschmecken. Die Suppe
30 Min. kühl stellen und servieren.

Variante: Brot in kleine Würfel schneiden, in geklärter Butter in einer Pfanne
kross anbraten und heiß zur kalten
Suppe servieren.

Ofengemüse mit Cashewdip

Für 2 Portionen
⊘ 30 Min. + 3 Stunden Einweichzeit

60 g Cashewkerne • 1 Zucchini • 1 rote
Paprikaschote • 1 Fenchel • 2 Stangen
Sellerie • Olivenöl • Handvoll Kürbiskerne •
Salz • Pfeffer • frisch gemahlene Chili-
flocken • 1 Bund Blattpetersilie

● Backofen auf 200 Grad (Umluft
180 Grad) vorheizen.

● Cashewkerne in 80 ml Wasser 3 Stunden einweichen.

● Gemüse putzen, waschen, in Stücke
schneiden und in eine Auflaufform geben. Mit Öl beträufeln, mit Kürbiskernen
bestreuen und mit Salz, Pfeffer und Chili
würzen. Im Ofen ca. 15–20 Min schmoren. Gelegentlich umrühren.

● Blattpetersilie waschen, trocken
schütteln und zupfen. Cashewkerne
samt Einweichwasser und Petersilie
pürieren. Mit Salz und Pfeffer würzen.
Gemüse mit dem Dip servieren.

Variante: Das abgekühlte Gemüse mit
dem Dip vermengt schmeckt prima als
Salat.

Rote-Bete-Suppe mit gebratenen Kartoffelwürfeln

Für 2 Personen
⊘ 40 Min.

300 g Rote Bete • 1 Bio-Orange • 1 EL Olivenöl • 600 ml Gemüsebrühe • Salz • Pfeffer • 1 Prise Chiliflocken • 200 g Kartoffeln • 1 EL geklärte Butter

● Rote Bete waschen, schälen und in kleine Würfel schneiden, dabei Einmalhandschuhe benutzen, denn das Gemüse färbt. Die Orange auspressen.

● 1 EL Olivenöl in einem großen Topf erhitzen. Rote Bete dazugeben und etwa 2 Min. bei mittlerer Hitze dünsten. Gemüsebrühe und Orangensaft hinzufügen etwa 30 Min. köcheln lassen, bis die Rote Bete weich ist. Topf vom Herd nehmen. Mit einem Stabmixer pürieren. Mit Salz, Pfeffer und Chiliflocken abschmecken.

● Kartoffeln schälen und in kleine Würfel schneiden. 1 EL geklärte Butter in einer Pfanne erhitzen und Kartoffelwürfel darin etwa 10 Min. rundum kross anbraten. Kartoffeln mit Salz und Pfeffer würzen.

● Die Suppe mit den Kartoffeln servieren.

Lauwarmer Karottensalat mit Orangendressing

Für 2 Personen
⊘ 15 Min.

4 große Karotten • 2 EL Olivenöl • ½ TL Kreuzkümmel • 20 g Pinienkerne • 50 ml Gemüsebrühe • 1 EL Limettensaft • ½ Bund Petersilie • 1 Bio-Orange • 1 TL Senf • Pfeffer • ½ TL schwarzer Kümmel

● Karotten schälen und in Stifte schneiden. 1 EL Olivenöl in einer Pfanne erhitzen und Karotten etwa 5 Min. andünsten. Kreuzkümmel und Pinienkerne in die Pfanne geben und kurz mitdünsten. Gemüsebrühe zugießen und 10 Min. zugedeckt garen. Limettensaft zugeben. Karotten in eine Schüssel geben und etwas abkühlen lassen.

● Petersilie waschen, trocken schütteln und grob hacken, zu den Karotten geben und mischen.

● Für das Dressing Orange abspülen. Schale abreiben und Saft auspressen. 1 EL Olivenöl mit Orangenschale, Orangensaft und Senf mischen. Mit Pfeffer und schwarzem Kümmel abschmecken. Dressing über den Karottensalat geben und vermengen.

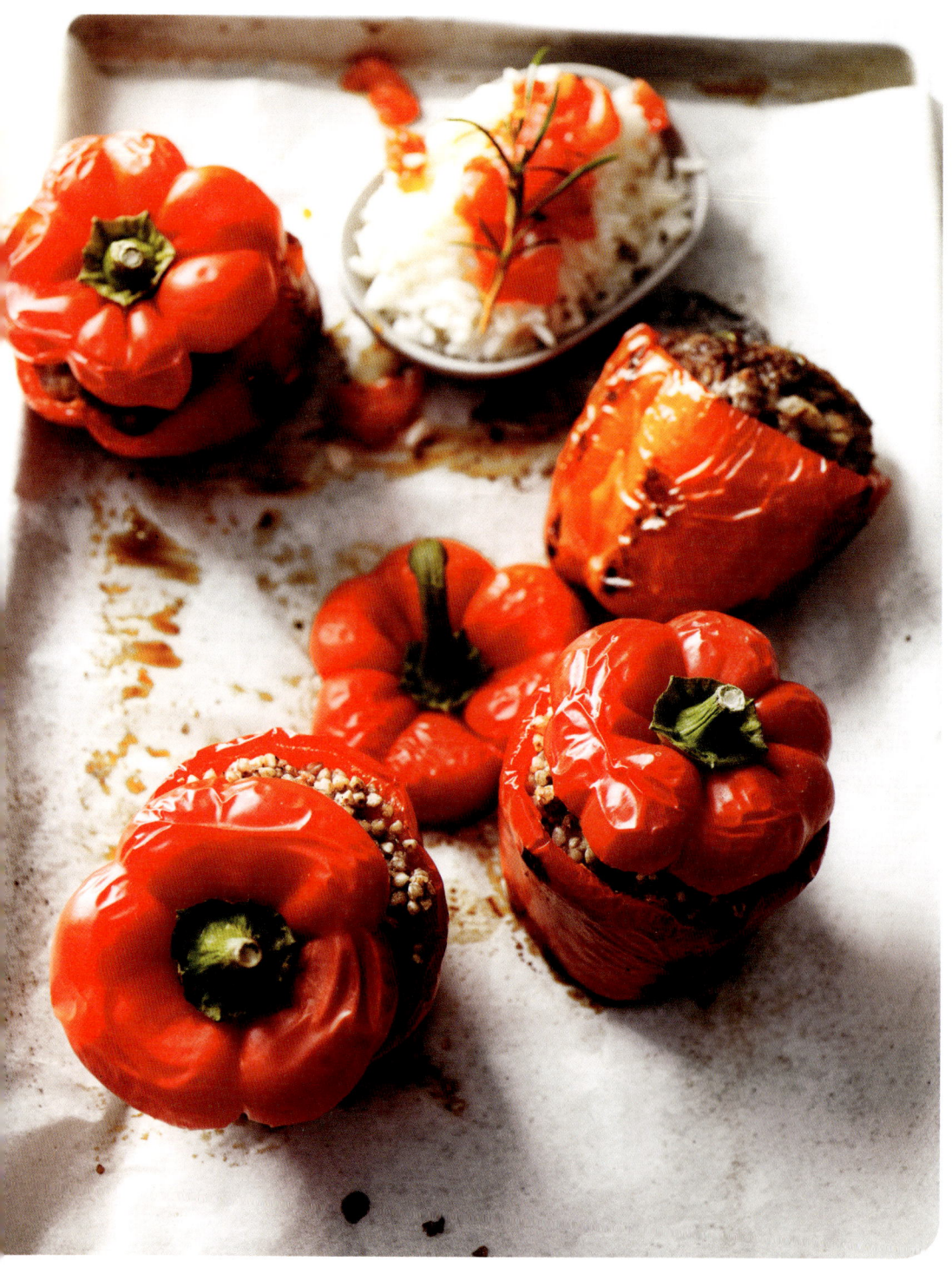

Reis mit Tomatensoße und gefüllte Paprikaschoten mit Buchweizen und Hackfleisch

Für 4 Personen
⏱ 20 Min. + 45 Min. Backzeit

- 100 g Buchweizenkörner
- Salz
- 1 Dinkelbrötchen vom Vortag
- 4 rote Paprikaschoten
- (à ca. 200 g)
- 7 Zweige Rosmarin
- 200 g gemischtes Hackfleisch
- Pfeffer
- 2 EL Olivenöl
- 200 ml Gemüsebrühe
- 300 g Basmatireis
- 4 Fleischtomaten
- Kräuter der Provence

● Buchweizen in der doppelten Menge Salzwasser ca. 10 Min. bei kleiner Hitze köcheln und 10 Min. quellen lassen.

● Brötchen halbieren und in Wasser einweichen. Paprika waschen, den Deckel abschneiden und Kerngehäuse entfernen. Nach Bedarf den Boden der Paprika anschneiden, damit sie besser stehen. Nadeln von 1 Rosmarinzweig abziehen und klein hacken.

● Backofen auf 200 Grad (Umluft 180 Grad) vorheizen.

● Hackfleisch mit einem halben ausgedrückten Brötchen gut verkneten und mit Salz, Pfeffer und der Hälfte des Rosmarins würzen. Hack in zwei Paprika füllen.

● Buchweizen mit der anderen Hälfte des Brötchens gut verkneten, mit Salz, Pfeffer und dem restlichen gehackten Rosmarin würzen. Buchweizenmasse in zwei Paprika füllen.

● 2 EL Öl in einer Pfanne erhitzen. Die gefüllten Paprika und Rosmarinzweige unter Wenden ca. 3 Min. kräftig anbraten. Paprika in eine Auflaufform geben und mit Brühe angießen.

● Paprika im vorgeheizten Backofen ca. 45 Min. garen. Nach 30 Min. Garzeit die Paprikadeckel dazulegen.

● Inzwischen Reis in der dreifachen Menge Salzwasser ca. 15 Min. weich garen.

● Tomaten kreuzförmig einschneiden, in einen kleinen Topf geben, Wasser einfüllen, bis der Boden ca. 1 cm bedeckt ist. Aufkochen, bis sich die Tomatenhaut an den Schnittstellen kräuselt und leicht abziehen lässt. Klein schneiden, Strunk entfernen, in einen Topf mit etwas Olivenöl geben, aufkochen und mit Salz, Pfeffer und Kräutern der Provence würzen.

● Gefüllte Paprika mit Deckel, Reis und der Soße auf Tellern anrichten. Mit frischen Rosmarinzweigen garnieren.

Minestrone mit Kichererbsen

Für 2 Personen
⊘ 12 Std. Einweichzeit + 2,5 Std. Kochzeit

- 100 g getrocknete Kicher- erbsen
- je 1 Zweig Rosmarin und Thymian

- 4 Stangen Stauden- sellerie
- 2 Karotten
- 1 Fenchel
- 3 Tomaten

- Salz
- Pfeffer
- Olivenöl
- geriebener Pecorino (Schafskäse)

● Kichererbsen mit Wasser bedecken und über Nacht einweichen. Am nächsten Tag Wasser zugeben und 2 Stunden köcheln lassen. Nach 1,5 Stunden Rosmarin- und Thymianzweige dazugeben.

● Staudensellerie, Karotten, Fenchel waschen, klein schneiden und zu den Kichererbsen dazugeben, mit Wasser bedecken und mitköcheln.

● Tomaten häuten: kreuzförmig einschneiden, in einen kleinen Topf geben, Wasser einfüllen, bis der Boden ca. 1 cm bedeckt ist, aufkochen, bis sich die Tomatenhaut an den Schnittstellen kräuselt und leicht abziehen lässt, danach in kleine Würfel schneiden, Strunk entfernen.

Das Tomatenwasser zur Suppe dazugeben. Wenn Kichererbsen und Gemüse gar sind, gewürfelte Tomaten dazugeben. Mit Salz und Pfeffer abschmecken. Pro Teller mit Olivenöl und 1 TL geriebenem Pecorino verfeinern.

Tipp Sie können die Vorbereitungszeit reduzieren, indem Sie Kichererbsen aus dem Glas verwenden, die direkt mit dem Gemüse gekocht werden. Wenn Sie Kichererbsen nicht vertragen und stattdessen tiefgefrorene Erbsen verwenden, reduziert sich die Kochzeit ebenfalls, weil tiefgefrorene Erbsen schon vorgekocht sind und erst gegen Ende zugefügt werden.

Bunter Linsensalat auf Mozzarella

2 Portionen
⊘ ca. 40 Min.

250 g Linsen (rote, gelbe Linsen und Belugalinsen gemischt) • 2 Lorbeerblätter • Gemüsebrühe (s. S. 118) • 2-3 Tomaten • 1–2 Tl. Rosinen • Kürbiskernöl oder Olivenöl • Apfelessig • Salz, Pfeffer • 250g Mozzarella

● Die Linsen mit Gemüsebrühe bedecken und mit den Lorbeerblättern kochen. Wenn sie nach ca. 20 Minuten weich sind die Brühe abschütten und die Linsen mit ca. 3 El. Kürbiskernöl oder Olivenöl sowie 1–2 El. Essig marinieren und abschmecken. Tomaten in kleine Würfel schneiden, mit Rosinen unter die Linsen heben, mindestens 15 Minuten ziehen lassen und mit Salz und Pfeffer abschmecken. Mozzarella in Scheiben schneiden, auf den Tellern auslegen, mit etwas Olivenöl beträufeln und den Linsensalat auf den Mozzarellascheiben anrichten.

Tipp Sie können den Linsensalat auch auf gegrillten Auberginenscheiben servieren. Dazu eine Aubergine in dünne Scheiben schneiden, salzen und im Ofen oder in einer Grillpfanne mit reichlich Olivenöl grillen.

Kartoffel-Karotten-Sellerie-Suppe

Für 2 Personen
⊘ 15 Min. + 20 Min. Kochzeit

6 mittelgroße Kartoffeln • 2 Karotten • 2 Stangen Staudensellerie • Hühner- oder Gemüsebrühe • Blattpetersilie • Salz • Pfeffer • Muskatnuss • saure Sahne • Olivenöl oder Kürbiskernöl • Schnittlauch

● Kartoffeln schälen und in kleine Stücke schneiden. Karotten und Selleriestangen unter fließendem Wasser sauber bürsten, bei Bedarf schälen, dann klein schneiden. Kartoffeln, Karotten und Sellerie in einem Topf mit Hühner- oder Gemüsebrühe bedecken, zum Kochen bringen und köcheln lassen, bis sie weich sind, zum Schluss Blattpetersilie dazugeben und kurz mitköcheln lassen. Mit Salz, Pfeffer und Muskatnuss abschmecken.

● Sie können die Suppe klar essen oder mit einem Mixer pürieren. Je nach Geschmack mit saurer Sahne, Olivenöl oder Kürbiskernöl sowie Schnittlauch im Teller verfeinern.

Tipp Rösten Sie in einer Pfanne Kürbiskerne oder Pinienkerne an und streuen Sie sie über die Suppe in den Tellern.

Kartoffelspieße mit Cashewsauce

Für 2 Personen
🕐 40 Min. + 3 Std. Einweichzeit

60 g Cashewkerne • 400 g kleine Kartoffeln (Drillinge) • ½ TL Kräuter der Provence • 5 EL Olivenöl • Salz • Pfeffer

● Cashewkerne in ein hohes Gefäß geben und in 150 ml Wasser 3 Stunden einweichen.

● Kartoffeln waschen und in Wasser in etwa 10 Min. bissfest garen. Wasser abgießen und die Kartoffeln abkühlen lassen.

● Kräuter der Provence in einer kleinen Schüssel mit 2 EL Olivenöl mischen. Kartoffeln auf Spieße stecken und mit der Marinade beträufeln.

● 1 EL Olivenöl in einer Pfanne erhitzen und die Spieße darin 5 Min. rundum anbraten.

● Cashewkerne im Einweichwasser mit einem Stabmixer fein pürieren. In einen kleinen Topf geben und vorsichtig erhitzen. Mit Salz und Pfeffer abschmecken. Die Sauce zu den Kartoffelspießen servieren.

Gratinierter Radicchio mit Kräuter-Feta

Für 2 Personen
🕐 25 Min.

1 Radicchio • ½ Bund Blattpetersilie • ½ Bund Estragon • 2 Zweige Thymian • 100 g Feta • 2 EL Wasser • Salz • Pfeffer • 1 Prise Chiliflocken • 40 g Pinienkerne

● Radicchio putzen, halbieren, Strunk keilförmig entfernen. Petersilie, Estragon und Thymian waschen, trocken schütteln und fein hacken.

● Backofen auf 200 Grad (Umluft 180 Grad) vorheizen. Feta in ein hohes Gefäß bröseln. Das Wasser zufügen und den Käse mit einem Stabmixer pürieren. Kräuter unterheben. Mit Salz, Pfeffer und Chili abschmecken.

● Radicchio in eine Auflaufform legen und mit der Fetamasse bestreichen, mit den Pinienkernen bestreuen und etwa 15 Min. im Ofen backen.

❯ Gratinierter Radicchio mit Kräuter-Feta

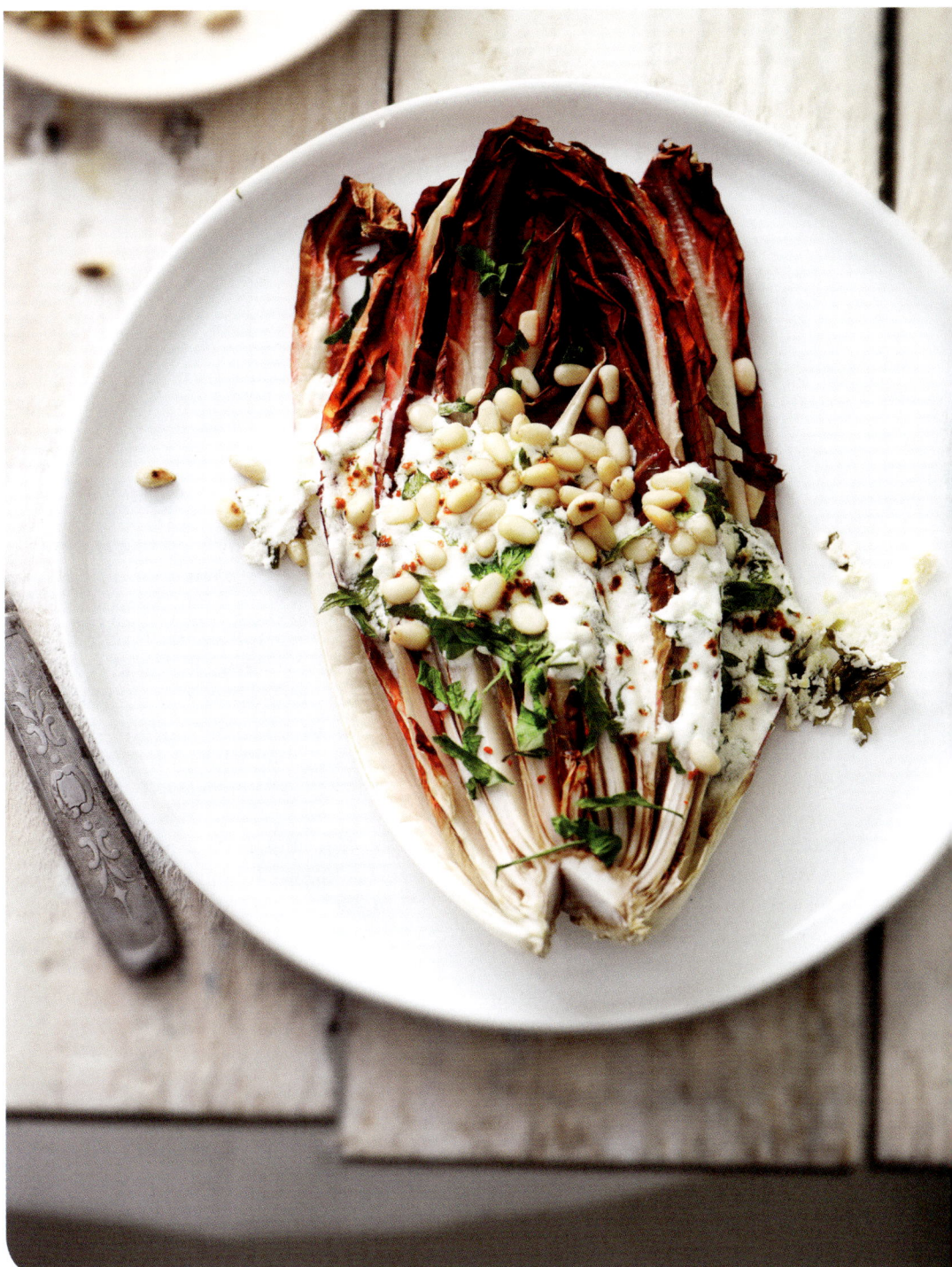

Lachspäckchen mit Gemüse und Hummus

Für 2 Personen
⊘ 40 Min.

- 1 kleine Stange Lauch
- 1 gelbe Paprikaschote
- 1 Karotte
- 6 Kirschtomaten
- 2 Zweige Thymian
- 2 Lachsfilets (à 125 g)

- 2 Bögen Backpapier (20 × 20 cm)
- 2 TL Olivenöl
- Meersalz
- Pfeffer
- Küchengarn
- 100 g Kichererbsen

- 2 EL Sesam
- 1 EL Sesampaste
- Saft von 1 Limette oder kleinen Zitrone
- 1 Prise Kreuzkümmel
- 1 Prise Chiliflocken
- 2 Zweige Koriander

● Backofen auf 200 Grad (Umluft 180 Grad) vorheizen.

● Lauch putzen, in Streifen schneiden, gründlich waschen. Paprika waschen, halbieren, entkernen, in Streifen schneiden. Karotte schälen, waschen, mit dem Sparschäler längs in lange Streifen schälen.

● Tomaten halbieren. Thymian waschen, trocken schütteln. Fischfilets abspülen und trocken tupfen.

● Zwei Bögen Backpapier auf die Arbeitsfläche legen. Das Gemüse mittig darauf verteilen. Jeweils ein Lachsfilet darauflegen. Mit Olivenöl beträufeln. Mit Salz und Pfeffer würzen. Backpapier zusammenfalten, sodass zwei Päckchen entstehen, die Seiten umschlagen, sodass keine Flüssigkeit auslaufen kann, und mit Heftklammern zusammenheften. Die Päckchen in einer Auflaufform oder auf einem Backblech im Ofen 20 Min. garen (Backofen auf 200 Grad, Umluft 180 Grad, Gas Stufe 4 vorheizen).

● Für den Hummus Kichererbsen über einem Sieb abtropfen lassen und in ein hohes Gefäß geben. Sesam, Sesampaste, Limettensaft und eine Prise Kreuzkümmel zufügen. Alles mit einem Stabmixer pürieren und mit Salz, Pfeffer und Chili abschmecken.

● Koriander waschen, trocken schütteln und Blätter abzupfen. Die Gemüse-Lachs-Päckchen öffnen und mit Koriander bestreuen. Den Hummus dazu servieren.

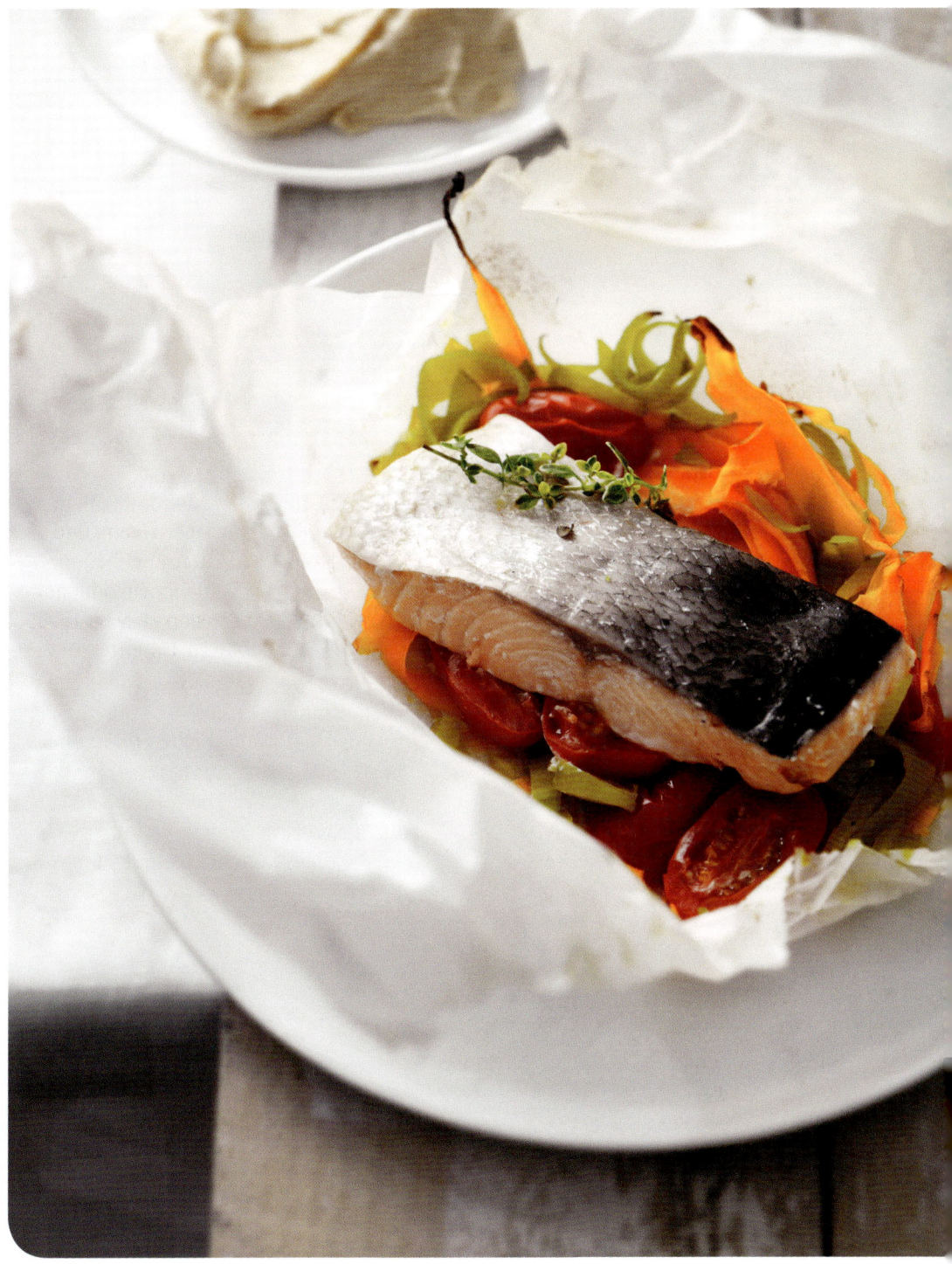

Kabeljau im Gemüsebett

Für 4 Personen
⊘ 20 Min. + 50 Min. Garzeit

- 800 g Kartoffeln
- 1 Stange Lauch
- 2 Karotten
- 1 TL Paprikapulver, edelsüß

- Salz
- 6 EL Olivenöl
- 6 EL Gemüsebrühe
- 3–4 Tomaten

- ½ Bund glatte Petersilie
- 600 g Kabeljaurückenfilet
- Saft von 1 Zitrone

● Backofen auf 200 Grad (Umluft 180 Grad) vorheizen.

● Kartoffeln waschen, schälen und in Würfel schneiden. Karotten und Lauch ebenfalls waschen. Karotten falls nötig schälen und in Scheiben schneiden, Lauch putzen und in dicke Ringe schneiden. Kartoffeln und Gemüse in eine große Auflaufform geben. Mit Paprikapulver bestäuben und salzen.

● Olivenöl mit der Brühe aufschlagen und über die vorbereiteten Zutaten geben. Dann auf mittlerer Schiene etwa 30 Min. schmoren lassen. Tomaten in dicke Scheiben schneiden und Petersilie hacken. Fischfilet waschen, trocken tupfen und in mittlere Stücke schneiden. Mit Zitronensaft beträufeln und salzen.

● Nach etwa 30 Min. die Form aus dem Ofen nehmen. Die Zutaten erneut mischen, dabei die Petersilie untermengen und den Fisch nicht auf, sondern unter das Gemüse legen. Die Tomaten gleichmäßig auf dem Gemüse verteilen. Erneut im Backofen weitere 20 Min. schmoren lassen, bis alles gar ist.

Seeteufel-Spießchen

Für 4 Personen
⊘ 30 Min.

4 Fleischtomaten • 2 EL Olivenöl • Salz
• 2 EL fein gehackter Thymian • 600 g
Seeteufelfilet • 2 EL Tomatenmark • 20 g
Pecorino • 2 EL Kapern • 2 EL frisch gehackte Blattpetersilie

● Tomaten waschen, klein schneiden
und ohne Strunk mit dem Olivenöl in
einen Topf geben, mit Salz und Thymian
würzen und einkochen lassen. Backofengrill auf 200 Grad vorheizen.

● Fisch in mundgerechte Stücke schneiden und auf Holzspieße stecken. Die
eingedickte Sauce mit Tomatenmark
würzen. Die Fischspieße hineinsetzen
und darin etwa 10 Min. gar ziehen lassen, dabei wenden.

● Mit Pecorino betreuen und im Backofengrill 5 Min. gratinieren. Die Fischspieße auf Teller geben. Tomatensauce
mit Kapern und Petersilie verfeinern
und zum Fisch reichen.

Sesam-Honig-Hähnchen

Für 4 Personen
⊘ 30 Min.

4 Hähnchenbrustfilets • Salz • Pfeffer •
250 g Karotten • 1 Zucchini • ½ Chilischote • geklärte Butter zum Anbraten • 1 EL
Sesam • 2 EL Olivenöl • 2 EL Waldhonig •
2 EL Balsamico

● Fleisch in Streifen oder Würfel
schneiden, salzen und pfeffern. Karotten
waschen, putzen und fein würfeln. Zucchini waschen, putzen und fein würfeln.
Chilischote von Kernen und Trennwän-
den befreien und fein hacken.

● Fleisch in Portionen mit geklärter
Butter in der Pfanne kross anbraten und
warm stellen. Zuerst die Karottenwürfel
und kurz bevor sie gar sind Zucchini-
würfel und Chili mit Sesam im Olivenöl
braten.

● Honig hinzugeben und so lange
köcheln, bis der Honig karamellisiert.
Mit Balsamico ablöschen, die Hähn-
chenwürfel unterrühren und alles gut
durchschwenken.

Kalbsgeschnetzeltes

Für 2 Personen
⊘ 40 Min.

300 g Zuckerschoten • 1 EL Butter • 150 ml Gemüsebrühe • 3 reife Tomaten • 300 g Kalbsschnitzelfleisch • 1 EL Rapsöl • Cayennepfeffer • ½ TL getr. Oregano • Salz • 70 g saure Sahne • Olivenöl • 3 EL gehackte Petersilie

● Zuckerschoten putzen und in Butter andünsten. Mit Gemüsebrühe ablöschen und etwa 10 Min. köcheln lassen, herausnehmen.

● Tomaten kreuzförmig einschneiden, in einen kleinen Topf geben, Wasser einfüllen, bis der Boden ca. 1 cm bedeckt ist. Aufkochen, bis sich die Tomatenhaut an den Schnittstellen kräuselt und leicht abziehen lässt. Strunk entfernen und würfeln. Das Fleisch in dünne Streifen schneiden und leicht braun anbraten. Brühe angießen und die Tomatenwürfel dazugeben. Mit Cayennepfeffer, Oregano und Salz würzen. Zuckerschoten unterheben, alles mit saurer Sahne und Olivenöl verfeinern und mit Petersilie garnieren.

Saltimbocca mit Oliven-Spaghetti

Für 2 Personen
⊘ 30 Min.

4 kleine Kalbsschnitzel à 50 g • Salz • Pfeffer • 10 Blätter Salbei • 2 Scheiben Parmaschinken • 1 TL Mehl • 1 EL Olivenöl • 180 g Dinkel-Spaghetti • 50 g schwarze Oliven • 30 g getrocknete, in Öl eingelegte Tomaten • 1 EL Butter

● Kalbsschnitzel salzen, pfeffern, flachklopfen und mit je einem Salbeiblatt belegen. Jeweils ½ Scheibe Parmaschinken mit einem Holzstocher feststecken und mit etwas Mehl bestäuben. In einer beschichteten Pfanne die Kalbsschnitzel von beiden Seiten in Olivenöl kurz anbraten, herausnehmen und im Ofen bei 100 Grad zugedeckt warm stellen.

● Dinkel-Spaghetti nach Packungsanweisung bissfest kochen. Oliven, getrocknete Tomaten und restlichen Salbei in feine Streifen schneiden. In der Fleischpfanne die Butter schmelzen und darin Oliven, Tomaten und Salbei kurz anbraten. Spaghetti untermischen und abschmecken. Zusammen mit den Kalbsschnitzeln servieren.

❯❯ Saltimbocca mit Oliven-Spaghetti

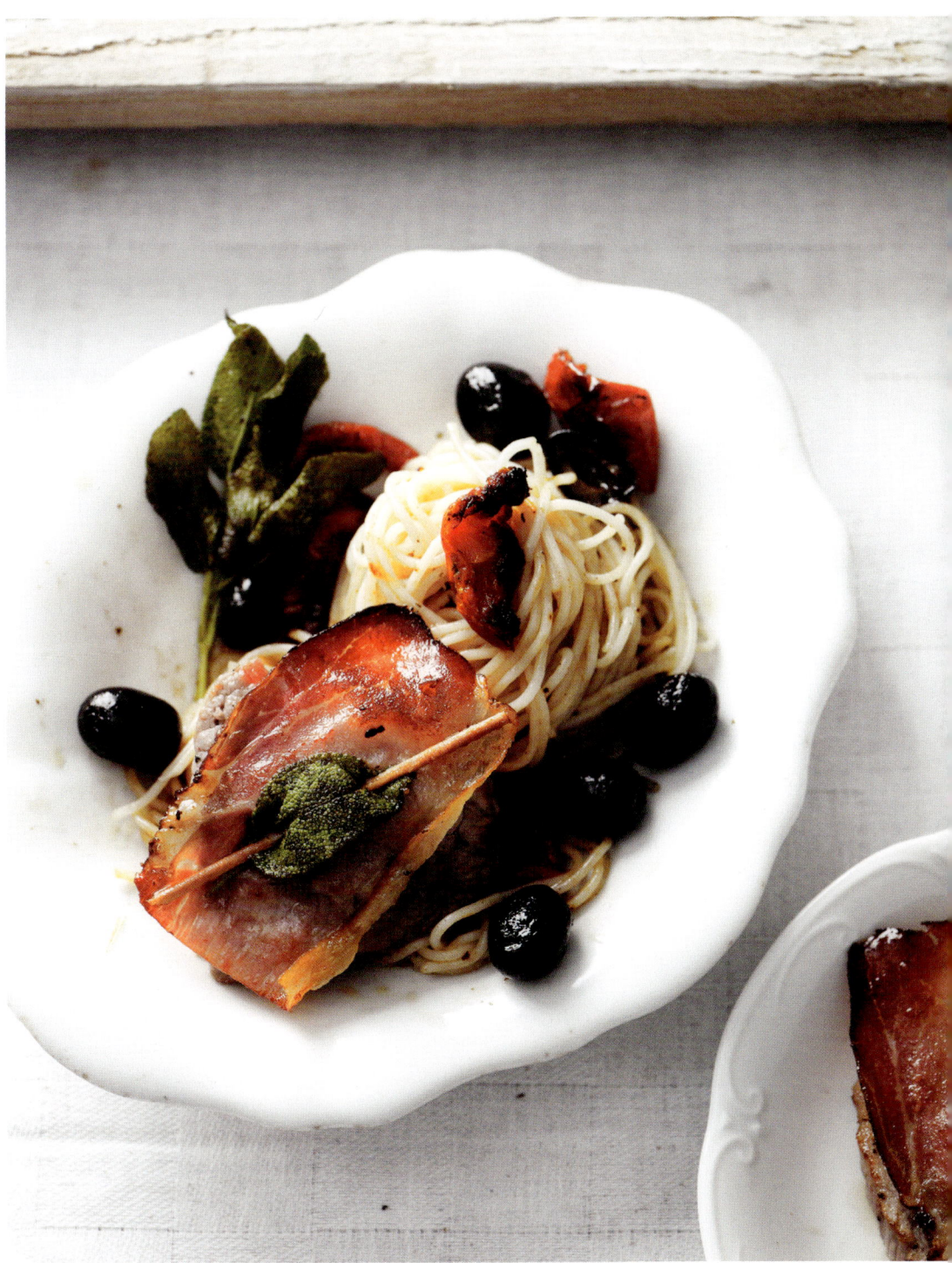

Service

Weiterführende Links

www.fxmayr.com. Hier finden Sie Ärzte, die sich mit ernährungsbedingten Krankheiten auskennen.

Stichwortverzeichnis

Liebe Leserin, lieber Leser,

hat Ihnen dieses Buch weitergeholfen? Für Anregungen, Kritik, aber auch für Lob sind wir offen. So können wir in Zukunft noch besser auf Ihre Wünsche eingehen. Schreiben Sie uns, denn Ihre Meinung zählt!

Ihr TRIAS Verlag

E-Mail Leserservice
heike.schmid@medizinverlage.de

Lektorat TRIAS Verlag
Postfach 30 05 04
70445 Stuttgart
Fax: 0711 89 31-748

Bibliografische Information der Deutschen Nationalbibliothek
Die Deutsche Nationalbibliothek verzeichnet diese Publikation in der Deutschen Nationalbibliografie; detaillierte bibliografische Daten sind im Internet über http://dnb.d-nb.de abrufbar.

Programmplanung: Uta Spieldiener
Redaktion: Dr. Sabine Klonk, Stuttgart
Bildredaktion: Christoph Frick
Umschlaggestaltung und Innen-Layout: Dominique Loenicker, Stuttgart

Bildnachweis
Umschlagfoto vorn: Dominique Loenicker, Stuttgart
Fotos im Innenteil: S. 2: Ute Heid
Sämtliche Illustrationen: Grafikbüro Schaaf, Karlsruhe
Alle Rezeptfotos: Gunda Dittrich, Wien
Foodstyling: Elke Hübner, Wien

1. Auflage 2017

© 2017 TRIAS Verlag in MVS Medizinverlage Stuttgart GmbH & Co. KG
Oswald-Hesse-Straße 50, 70469 Stuttgart

Printed in Germany

Satz und Repro: Reemers Publishing Services GmbH, Krefeld
gesetzt in Adobe Indesign CC 2015
Druck: AZ Druck und Datentechnik GmbH, Kempten

Gedruckt auf chlorfrei gebleichtem Papier

ISBN 978-3-432-10381-5
Auch erhältlich als E-Book:
eISBN (PDF) 978-3-432-10382-2
eISBN (ePub) 978-3-432-10383-9

Wichtiger Hinweis: Wie jede Wissenschaft ist die Medizin ständigen Entwicklungen unterworfen. Forschung und klinische Erfahrung erweitern unsere Erkenntnisse. Ganz besonders gilt das für die Behandlung und die medikamentöse Therapie. Bei allen in diesem Werk erwähnten Dosierungen oder Applikationen, bei Rezepten und Übungsanleitungen, bei Empfehlungen und Tipps dürfen Sie darauf vertrauen: Autoren, Herausgeber und Verlag haben große Sorgfalt darauf verwandt, dass diese Angaben dem Wissensstand bei Fertigstellung des Werkes entsprechen. Rezepte werden gekocht und ausprobiert. Übungen und Übungsreihen haben sich in der Praxis erfolgreich bewährt.

Eine Garantie kann jedoch nicht übernommen werden. Eine Haftung des Autors, des Verlags oder seiner Beauftragten für Personen-, Sach- oder Vermögensschäden ist ausgeschlossen.

Geschützte Warennamen (Warenzeichen) werden nicht besonders kenntlich gemacht. Aus dem Fehlen eines solchen Hinweises kann also nicht geschlossen werden, dass es sich um einen freien Warennamen handelt.

Besuchen Sie uns auf facebook!
www.facebook.com/
trias.tut.mir.gut

Besuchen Sie uns auf facebook!
www.facebook.com/
mama.mag.trias